U0346574

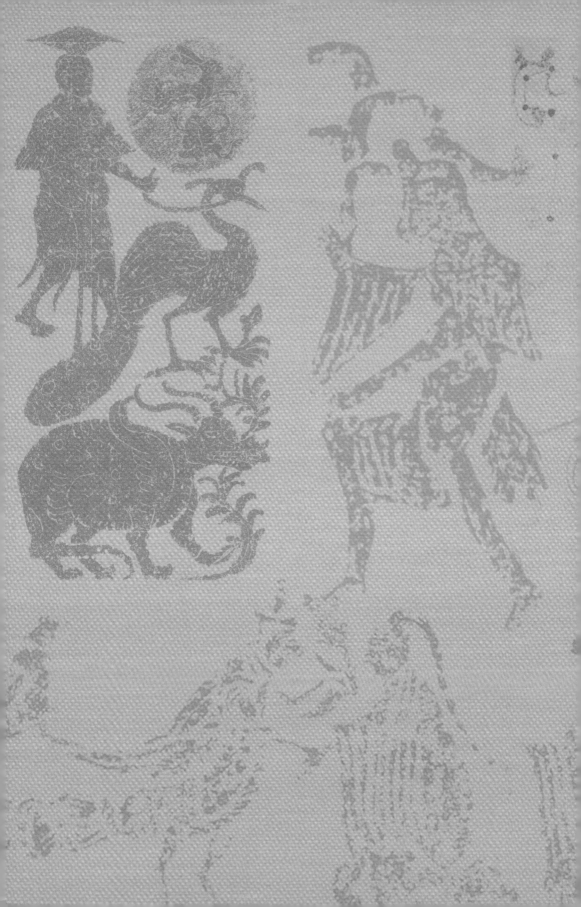

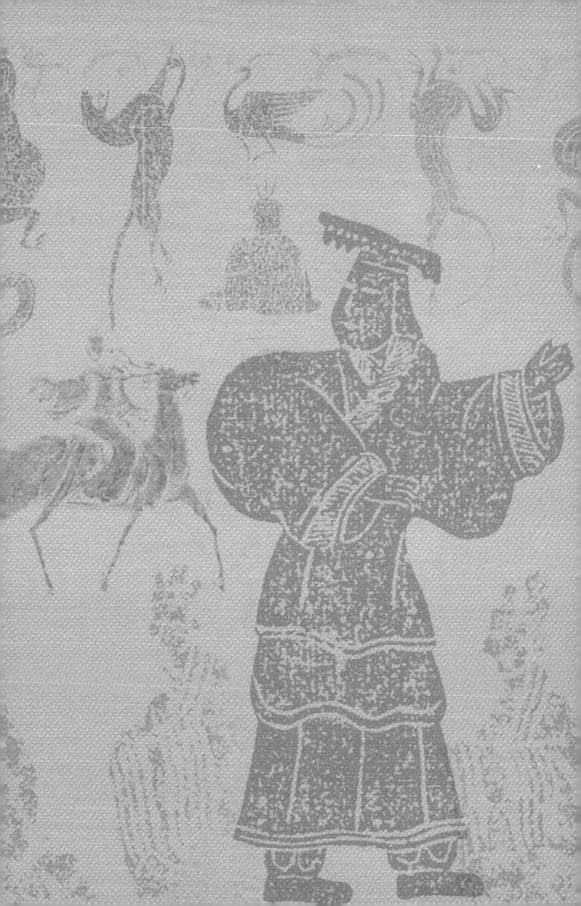

中国古医籍整理丛书

# 脉诀指掌病式图说

金·李杲　撰

沈　劼　校注

中国中医药出版社
·北　京·

图书在版编目（CIP）数据

脉诀指掌病式图说/（金）李杲撰；沈劼校注 . —北京：
中国中医药出版社，2016. 11 （2023.1 重印）
（中国古医籍整理丛书）
ISBN 978 - 7 - 5132 - 3058 - 2

Ⅰ. ①脉…　Ⅱ. ①李…　②沈…　Ⅲ. ①脉诀 - 中国 - 金代
Ⅳ. ①R241. 13

中国版本图书馆 CIP 数据核字（2015）第 316479 号

---

**中国中医药出版社出版**

北京经济技术开发区科创十三街 31 号院二区 8 号楼
邮政编码　100176
传真　010 - 64405721
廊坊市祥丰印刷有限公司印刷
各地新华书店经销

开本 710 × 1000　1/16　印张 7　字数 36 千字
2016 年 11 月第 1 版　2023 年 1 月第 3 次印刷
书号　ISBN 978 - 7 - 5132 - 3058 - 2

定价　25. 00 元
网址　www. cptcm. com

服 务 热 线　010 - 64405510
购 书 热 线　010 - 89535836
维 权 打 假　010 - 64405753

微信服务号　zgzyycbs
微商城网址　https://kdt. im/LIdUGr
官 方 微 博　http://e. weibo. com/cptcm
天猫旗舰店网址　https://zgzyycbs. tmall. com

如有印装质量问题请与本社出版部联系（010 - 64405510）
版权专有　侵权必究

# 国家中医药管理局
# 中医药古籍保护与利用能力建设项目
## 组织工作委员会

**主 任 委 员** 王国强

**副 主 任 委 员** 王志勇　李大宁

**执 行 主 任 委 员** 曹洪欣　苏钢强　王国辰　欧阳兵

**执行副主任委员** 李　昱　武　东　李秀明　张成博

**委　　　员**

各省市项目组分管领导和主要专家

　　（山东省）武继彪　欧阳兵　张成博　贾青顺

　　（江苏省）吴勉华　周仲瑛　段金廒　胡　烈

　　（上海市）张怀琼　季　光　严世芸　段逸山

　　（福建省）阮诗玮　陈立典　李灿东　纪立金

　　（浙江省）徐伟伟　范永升　柴可群　盛增秀

　　（陕西省）黄立勋　呼　燕　魏少阳　苏荣彪

　　（河南省）夏祖昌　刘文第　韩新峰　许敬生

　　（辽宁省）杨关林　康廷国　石　岩　李德新

　　（四川省）杨殿兴　梁繁荣　余曙光　张　毅

各项目组负责人

　　王振国（山东省）　王旭东（江苏省）　张如青（上海市）

　　李灿东（福建省）　陈勇毅（浙江省）　焦振廉（陕西省）

　　蔡永敏（河南省）　鞠宝兆（辽宁省）　和中浚（四川省）

## 项目专家组

顾　问　马继兴　张灿玾　李经纬

组　长　余瀛鳌

成　员　李致忠　钱超尘　段逸山　严世芸　鲁兆麟
　　　　郑金生　林端宜　欧阳兵　高文柱　柳长华
　　　　王振国　王旭东　崔　蒙　严季澜　黄龙祥
　　　　陈勇毅　张志清

## 项目办公室（组织工作委员会办公室）

主　任　王振国　王思成

副主任　王振宇　刘群峰　陈榕虎　杨振宁　朱毓梅
　　　　刘更生　华中健

成　员　陈丽娜　邱　岳　王　庆　王　鹏　王春燕
　　　　郭瑞华　宋咏梅　周　扬　范　磊　张永泰
　　　　罗海鹰　王　爽　王　捷　贺晓路　熊智波

秘　书　张丰聪

# 前　言

　　中医药古籍是传承中华优秀文化的重要载体，也是中医学传承数千年的知识宝库，凝聚着中华民族特有的精神价值、思维方法、生命理论和医疗经验，不仅对于传承中医学术具有重要的历史价值，更是现代中医药科技创新和学术进步的源头和根基。保护和利用好中医药古籍，是弘扬中国优秀传统文化、传承中医学术的必由之路，事关中医药事业发展全局。

　　1949 年以来，在政府的大力支持和推动下，开展了系统的中医药古籍整理研究。1958 年，国务院科学规划委员会古籍整理出版规划小组在北京成立，负责指导全国的古籍整理出版工作。1982 年，国务院古籍整理出版规划小组召开全国古籍整理出版规划会议，制定了《古籍整理出版规划（1982—1990）》，卫生部先后下达了两批 200 余种中医古籍整理任务，掀起了中医古籍整理研究的新高潮，对中医文化与学术的弘扬、传承和发展，发挥了极其重要的作用，产生了不可估量的深远影响。

　　2007 年《国务院办公厅关于进一步加强古籍保护工作的意见》明确提出进一步加强古籍整理、出版和研究利用，以及

"保护为主、抢救第一、合理利用、加强管理"的方针。2009年《国务院关于扶持和促进中医药事业发展的若干意见》指出，要"开展中医药古籍普查登记，建立综合信息数据库和珍贵古籍名录，加强整理、出版、研究和利用"。《中医药创新发展规划纲要（2006—2020)》强调继承与创新并重，推动中医药传承与创新发展。

2003~2010年，国家财政多次立项支持中国中医科学院开展针对性中医药古籍抢救保护工作，在中国中医科学院图书馆设立全国唯一的行业古籍保护中心，影印抢救濒危珍本、孤本中医古籍1640余种；整理发布《中国中医古籍总目》；遴选351种孤本收入《中医古籍孤本大全》影印出版；开展了海外中医古籍目录调研和孤本回归工作，收集了11个国家和2个地区137个图书馆的240余种书目，基本摸清流失海外的中医古籍现状，确定国内失传的中医药古籍共有220种，复制出版海外所藏中医药古籍133种。2010年，国家财政部、国家中医药管理局设立"中医药古籍保护与利用能力建设项目"，资助整理400余种中医药古籍，并着眼于加强中医药古籍保护和研究机构建设，培养中医古籍整理研究的后备人才，全面提高中医药古籍保护与利用能力。

在此，国家中医药管理局成立了中医药古籍保护和利用专家组和项目办公室，专家组负责项目指导、咨询、质量把关，项目办公室负责实施过程的统筹协调。专家组成员对古籍整理研究具有丰富的经验，有的专家从事古籍整理研究长达70余年，深知中医药古籍整理研究的重要性、艰巨性与复杂性，履行职责认真务实。专家组从书目确定、版本选择、点校、注释等各方面，为项目实施提供了强有力的专业指导。老一辈专家的学术水平和智慧，是项目成功的重要保证。项目承担单位山东中医药大学、南京中医药大学、上海中医药大学、福建中医药大学、浙江省中医药研究院、陕西省中医药研究院、河南省中医药研究院、辽宁中医药大学、成都中医药大学及所在省市中医药管理部门精心组织，充分发挥区域间互补协作的优势，并得到承担项目出版工作的中国中医药出版社大力配合，全面推进中医药古籍保护与利用网络体系的构建和人才队伍建设，使一批有志于中医学术传承与古籍整理工作的人才凝聚在一起，研究队伍日益壮大，研究水平不断提高。

本着"抢救、保护、发掘、利用"的理念，该项目重点选择近60年未曾出版的重要古医籍，综合考虑所选古籍的保护价值、学术价值和实用价值。400余种中医药古籍涵盖了医经、基础理论、诊法、伤寒金匮、温病、本草、方书、内科、外科、女科、儿科、伤科、眼科、咽喉口齿、针灸推拿、养生、医案医话医论、医史、临证综合等门类，跨越唐、宋、金元、明以迄清末。全部古籍均按照项目办公室组织完成的行业标准《中医古籍整理规范》及《中医药古籍整理细则》进行整理校注，绝大多数中医药古籍是第一次校注出版，一批孤本、稿本、抄本更是首次整理面世。对一些重要学术问题的研究成果，则集中收录于各书的"校注说明"或"校注后记"中。

"既出书又出人"是本项目追求的目标。近年来，中医药古籍整理工作形势严峻，老一辈逐渐退出，新一代普遍存在整理研究古籍的经验不足、专业思想不坚定等问题，使中医古籍整理面临人才流失严重、青黄不接的局面。通过本项目实施，搭建平台，完善机制，培养队伍，提升能力，经过近5年的建设，锻炼了一批优秀人才，老中青三代齐聚一堂，有效地稳定了研究队伍，为中医药古籍整理工作的开展和中医文化与学术的传承提供必备的知识和人才储备。

本项目的实施与《中国古医籍整理丛书》的出版，对于加强中医药古籍文献研究队伍建设、建立古籍研究平台，提高古籍整理水平均具有积极的推动作用，对弘扬我国优秀传统文化，推进中医药继承创新，进一步发挥中医药服务民众的养生保健与防病治病作用将产生深远影响。

第九届、第十届全国人大常委会副委员长许嘉璐先生，国家卫生计生委副主任、国家中医药管理局局长、中华中医药学会会长王国强先生，我国著名医史文献专家、中国中医科学院马继兴先生在百忙之中为丛书作序，我们深表敬意和感谢。

由于参与校注整理工作的人员较多，水平不一，诸多方面尚未臻完善，希望专家、读者不吝赐教。

国家中医药管理局中医药古籍保护与利用能力建设项目办公室

二〇一四年十二月

# 许 序

"中医"之名立，迄今不逾百年，所以冠以"中"字者，以别于"洋"与"西"也。慎思之，明辨之，斯名之出，无奈耳，或亦时人不甘泯没而特标其犹在之举也。

前此，祖传医术（今世方称为"学"）绵延数千载，救民无数；华夏屡遭时疫，皆仰之以度困厄。中华民族之未如印第安遭染殖民者所携疾病而族灭者，中医之功也。

医兴则国兴，国强则医强。百年运衰，岂但国土肢解，五千年文明亦不得全，非遭泯灭，即蒙冤扭曲。西方医学以其捷便速效，始则为传教之利器，继则以"科学"之冕畅行于中华。中医虽为内外所夹击，斥之为蒙昧，为伪医，然四亿同胞衣食不保，得获西医之益者甚寡，中医犹为人民之所赖。虽然，中国医学日益陵替，乃不可免，势使之然也。呜呼！覆巢之下安有完卵？

嗣后，国家新生，中医旋即得以重振，与西医并举，探寻结合之路。今也，中华诸多文化，自民俗、礼仪、工艺、戏曲、历史、文学，以至伦理、信仰，皆渐复起，中国医学之兴乃属必然。

迄今中医犹为国家医疗系统之辅，城市尤甚。何哉？盖一则西医赖声、光、电技术而于20世纪发展极速，中医则难见其进。二则国人惊羡西医之"立竿见影"，遂以为其事事胜于中医。然西医已自觉将入绝境：其若干医法正负效应相若，甚或负远逾于正；研究医理者，渐知人乃一整体，心、身非如中世纪所认定为二对立物，且人体亦非宇宙之中心，仅为其一小单位，与宇宙万象万物息息相关。认识至此，其已向中国医学之理念"靠拢"矣，虽彼未必知中国医学何如也。唯其不知中国医理何如，纯由其实践而有所悟，益以证中国之认识人体不为伪，亦不为玄虚。然国人知此趋向者，几人？

国医欲再现宋明清高峰，成国中主流医学，则一须继承，一须创新。继承则必深研原典，激清汰浊，复吸纳西医及我藏、蒙、维、回、苗、彝诸民族医术之精华；创新之道，在于今之科技，既用其器，亦参照其道，反思己之医理，审问之，笃行之，深化之，普及之，于普及中认知人体及环境古今之异，以建成当代国医理论。欲达于斯境，或需百年欤？予恐西医既已醒悟，若加力吸收中医精粹，促中医西医深度结合，形成21世纪之新医学，届时"制高点"将在何方？国人于此转折之机，能不忧虑而奋力乎？

予所谓深研之原典，非指一二习见之书、千古权威之作；就医界整体言之，所传所承自应为医籍之全部。盖后世名医所著，乃其秉诸前人所述，总结终生行医用药经验所得，自当已成今世、后世之要籍。

盛世修典，信然。盖典籍得修，方可言传言承。虽前此50余载已启医籍整理、出版之役，惜旋即中辍。阅20载再兴整理、出版之潮，世所罕见之要籍千余部陆续问世，洋洋大观。

今复有"中医药古籍保护与利用能力建设"之工程，集九省市专家，历经五载，董理出版自唐迄清医籍，都400余种，凡中医之基础医理、伤寒、温病及各科诊治、医案医话、推拿本草，俱涵盖之。

噫！璐既知此，能不胜其悦乎？汇集刻印医籍，自古有之，然孰与今世之盛且精也！自今而后，中国医家及患者，得览斯典，当于前人益敬而畏之矣。中华民族之屡经灾难而益蕃，乃至未来之永续，端赖之也，自今以往岂可不后出转精乎？典籍既蜂出矣，余则有望于来者。

谨序。

第九届、十届全国人大常委会副委员长

许嘉璐

二〇一四年冬

# 王 序

　　中医学是中华民族在长期生产生活实践中，在与疾病作斗争中逐步形成并不断丰富发展的医学科学，是中国古代科学的瑰宝，为中华民族的繁衍昌盛作出了巨大贡献，对世界文明进步产生了积极影响。时至今日，中医学作为我国医学的特色和重要医药卫生资源，与西医学相互补充、相互促进、协调发展，共同担负着维护和促进人民健康的任务，已成为我国医药卫生事业的重要特征和显著优势。

　　中医药古籍在存世的中华古籍中占有相当重要的比重，不仅是中医学术传承数千年最为重要的知识载体，也是中医为中华民族繁衍昌盛发挥重要作用的历史见证。中医药典籍不仅承载着中医的学术经验，而且蕴含着中华民族优秀的思想文化，凝聚着中华民族的聪明智慧，是祖先留给我们的宝贵物质财富和精神财富。加强对中医药古籍的保护与利用，既是中医学发展的需要，也是传承中华文化的迫切要求，更是历史赋予我们的责任。

　　2010 年，国家中医药管理局启动了中医药古籍保护与利用能力建设项目。这既是传承中医药的重要工程，也是弘扬优秀民族文化的重要举措，不仅能够全面推进中医药的有效继承和创新发展，为维护人民健康做出贡献，也能够彰显中华民族的璀璨文化，为实现中华民族伟大复兴的中国梦作出贡献。

相信这项工作一定能造福当今，嘉惠后世，福泽绵长。

国家卫生和计划生育委员会副主任

国家中医药管理局局长

中华中医药学会会长

二〇一四年十二月

# 马 序

　　新中国成立以来，党和国家高度重视中医药事业发展，重视古籍的保护、整理和研究工作。自 1958 年始，国务院先后成立了三届古籍整理出版规划小组，分别由齐燕铭、李一氓、匡亚明担任组长，主持制订了《整理和出版古籍十年规划（1962—1972)》《古籍整理出版规划（1982—1990)》《中国古籍整理出版十年规划和"八五"计划（1991—2000)》等，而第三次规划中医药古籍整理即纳入其中。1982 年 9 月，卫生部下发《1982—1990 年中医古籍整理出版规划》，1983 年 1 月，中医古籍整理出版办公室正式成立，保证了中医古籍整理出版规划的实施。2002 年 2 月，《国家古籍整理出版"十五"（2001—2005）重点规划》经新闻出版署和全国古籍整理出版规划领导小组批准，颁布实施。其后，又陆续制定了国家古籍整理出版"十一五"和"十二五"重点规划。国家财政多次立项支持中国中医科学院开展针对性中医药古籍抢救保护工作，文化部在中国中医科学院图书馆专门设立全国唯一的行业古籍保护中心，国家先后投入中医药古籍保护专项经费超过 3000 万元，影印抢救濒危珍、善、孤本中医古籍 1640 余种，开展了海外中医古籍目录调研和孤本回归工作。2010 年，国家财政部、国家中医药管理局安排国家公共卫生专项资金，设立了"中医药古籍保护与利用能力建设项目"，这是继 1982～1986 年第一批、第二批重要中医药古籍整理之后的又一次大规模古籍整理工程，重点整理新中国成立后未曾出版的重要古籍，目标是形成并普及规范的通行本、传世本。

为保证项目的顺利实施，项目组特别成立了专家组，承担咨询和技术指导，以及古籍出版之前的审定工作。专家组中的许多成员虽逾古稀之年，但老骥伏枥，孜孜不倦，不仅对项目进行宏观指导和质量把关，更重要的是通过古籍整理，以老带新，言传身教，培养一批中医药古籍整理研究的后备人才，促进了中医药古籍保护和研究机构建设，全面提升了我国中医药古籍保护与利用能力。

作为项目组顾问之一，我深感中医药古籍保护、抢救与整理工作的重要性和紧迫性，也深知传承中医药古籍整理经验任重而道远。令人欣慰的是，在项目实施过程中，我看到了老中青三代的紧密衔接，看到了大家的坚持和努力，看到了年轻一代的成长。相信中医药古籍整理工作的将来会越来越好，中医药学的发展会越来越好。

欣喜之余，以是为序。

中国中医科学院研究员

马继兴

二〇一四年十二月

# 校注说明

《脉诀指掌病式图说》为脉学专著。全书以文字结合图表，总结了前人有关脉学的理论，辨析阐释了各种脉证诊法，反映了作者以胃气为本的学术思想，对后世脉学的发展具有一定的推动和影响。

本书最早版本为明嘉靖八年（1529）抄本（简称"明抄本"），此外尚有明万历二十九年（1601）新安吴勉学校刻本（简称"万历本"）、明刻本、清二西堂刻本、1934年上海千顷堂书局石印本（简称"千顷堂本"）等多种版本存世。另见于吴中珩所辑《丹溪心法附余》和《古今医统正脉全书》《丹溪全书十种》等丛书中，流传版本较多。明抄本由明代章拯抄自林诚所藏，书后跋曰："井庵老叔亦出示《丹溪指掌病式图说》……马参戎因请刻之郧阳以传。迨予奉命督工、再至安陆，则闻郧板已不存。"由此可知，在明抄本之前应有一个郧阳刻本，惜其版当时已不存，且因"原刻序置字画尚多舛讹，问语都阃袁君继勋，慨然请重梓之"，故章拯抄录校正后准备重新刊刻出版。明抄本现存时间最早，保存较为完好，书写清晰，其中以朱笔作修订，此次校注即以此本为底本。另以明万历本、清初尚德堂《丹溪心法附余》刻本（简称"尚德堂本"）和千顷堂本同为对校本。此外，以《三因极一病证方论》《内经》《难经》等为他校本，他校本以著作之通行本为校本。

本次校注事宜具体说明如下：

1. 按本次整理的要求，全文使用规范简化字。

2. 用现代标点方法对原书进行标点。

3. 原书无目录，本次整理按文中各篇标题统一辑出目录。

4. 可确认的文字讹误，据校本、他校资料或文义改并出校。文字讹误属一般笔画之误，径予改正，不出校记。文义有疑义难以遽定是非者，保留原文，酌情出校。底本与校本虚词互异，无关宏旨者，不改不校。

5. 对原文中费解的疑难字词酌加注释。中医病证名一般不出注，不常见或较为生僻的病证名出注说明。注音用汉语拼音法与直音法双重注音。一般不出书证，亦不作详细考证。

6. 对通假字作注，一般用"通某"字样。异体字、古字、俗写字改为正体字，不出校记。

7. 对文中插图，本着尊重原书的原则，不新加图题。原图中文字部分，根据本次整理要求，亦改为规范简化字。

8. 原文中的图表，一般依其原有格式编排。若原有格式按现有通行印刷版式无法编排，在不改变文字的基础上，更改图示、表格排列方式以利于排版，或直接改用文字表述，不再出校。

9. 按现代排版方式，将原文中表示图表顺序的方位词，如"左"改为"下"，"右"改为"上"，原所注阅读方位词如"横看"等一律删除，不再出校。

10. 本次卷首书名及刊行语一律删除。

11. 本书所论虽涉及《内经》《难经》《千金要方》《三因极一病证方论》等文献，但未标明直引，意义也无太大差别者，则不出注。

# 题丹溪重修脉诀

庄子曰：生非吾有也，乃天地之委和；性非吾有也，乃天地之委顺①。黄帝曰：人之生也，悬命于天，受气于地，气以成形，理亦赋焉②。刘子曰民受天地之中以生③，故肖天地之形。天之阳在南而阴在北，故清阳之七窍皆见于面，浊阴之二窍皆出于下；地之阳在北而阴在南，故三阳之脉皆聚于背，三阴之脉聚于胸腹。况乎脉者，天地之元性。男子之寸脉盛而尺脉弱者，肖乎天也；女子之尺脉盛而寸脉弱者，肖乎地也。秦越人乃以男子生于寅，女子生于申，三阳从天生，三阴从地长，谬之甚矣④，遂令百犬吠声⑤，流至于今，千有余年，莫有能正⑥其谬者。独先生以神明之资，洞烛物理，乃推本律法，混

---

① 生非……委顺：语本《庄子·知北游》。委和，自然所赋予的和顺之气；委顺，义与"委和"同。

② 人之……赋焉：此引文所出不详。《素问·宝命全形论》有类似经文："人生于地，悬命于天，天地合气，命之曰人。"

③ 刘子曰民受天地之中以生："刘子"即刘康公，名季子，东周诸侯国刘国开国君主。"民受天地之中以生"语出《左传·成公十三年》。

④ 秦越人……甚矣：秦越人即战国时期著名医家扁鹊。序言中秦越人之论，与文献记载有异，如《难经·十九难》"男子生于寅，寅为木，阳也；女子生于申，申为金，阴也"语，未见"三阳从天生，三阴从地长"之语；《类证活人书》卷二有"三阳从地长，故男子尺脉常沉；三阴从天生，故女子尺脉常浮"语，但却阴阳相反。

⑤ 百犬吠声：典出汉代王符《潜夫论·贤难》，比喻不辨事情真相，随声附和。

⑥ 正：原作"王"，据万历本、尚德堂本及千顷堂本改。

合天人，而著论辟①之，使千载之误，一旦昭明，岂不韪②哉？

岁在戊申③门生龙丘叶英题

---

① 辟：驳斥。
② 韪（wěi 伟）：正确。
③ 戊申：明宪宗成化八年，即 1472 年。

# 目 录

# 论脉法配天地

昔轩辕黄帝之体天治民也，使伶伦截嶰谷之竹，作黄钟律管①，以候天之节气，以观其太过不及，修德以禳②之命。岐伯取气口作脉法，以候人之动气，以察其太过不及，设九针药石以调之，故黄钟之数九分，气口之数亦九分。律法曰：天地之数，始于一，终于十，其一三五七九为阳，九者阳之成数也，其二四六八十为阴，十者阴之成数也。黄钟者，阳声之始也，阳气之动也，故其数皆九。分寸之数具于声气之元，不可得而见，及断竹为管，吹之而声和，候之而气应，然后寸之数始形焉③。此阳唱而阴和，男行而女随。邵子曰阴者阳之影④，故脉之动也，阳得九分而盛，阴得一寸而弱，其吻合于黄钟者，以民受天地之中以生，故肖天地之形，且天地之道，阳健而阴顺，阳强而阴弱，阳明而阴晦。天不足西北，故西北倾而东南昂，人肖之，左耳目明于右耳目，在上者法乎天；地不满东南，故东南陷下而西北垅起，人肖之，右手足强于左手足，在下者法乎地。天之阳在南而阴在北，故男子寸脉盛而尺脉弱；地之阳在北而阴在南，故女子尺脉

---

① 使伶伦……律管：据《吕氏春秋·古乐》，黄帝使伶伦作乐律，伶伦至嶰溪之谷，取竹管而吹之，从而创制乐律。伶伦，人名，黄帝时乐官；嶰（xiè谢）谷，嶰溪（地名）之山谷；黄钟律管，古时乐制十二律中阳律之首，故以黄钟代称乐律。

② 禳（ráng瓤）：祈祷消除灾殃。

③ 天地……形焉：语本宋代蔡元定《律吕新书》。形，原作"布"，据万历本、尚德堂本、千顷堂本及《律吕新书》改。

④ 邵子曰阴者阳之影：邵子，即邵雍，北宋哲学家、易学家，"阴者阳之影"语出其所著《皇极经世书·观物外篇》。

盛而寸脉弱，肖天地之阴阳也。声音律吕，无不然者。黄钟者，气之先兆，故能测天地之节候。气口者，脉之要会，故能知人命之死生，实为医学之先。维①流注一身而变化万端，皆欲取之三部九候之中，其难也可知矣。世之俗医，诵高阳生之妄作②，欲以治病求十全之效，其不杀人几希矣。凡我同志宜精宜明。然以习俗既久，姑从旧，以寸、关、尺分三部，详列手图于后。

## 男女手脉之图

男子寸脉恒盛，尺脉恒弱，阳在寸，阴在尺也；女子尺脉恒盛，寸脉恒弱，阳在尺，阴在寸也。

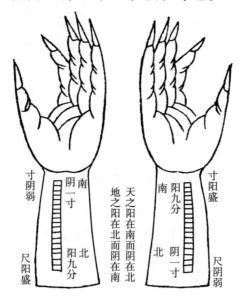

① 维：语气词，用于句首。

② 高阳生之妄作：指《脉诀》，亦即《王叔和脉诀》，五代（一说六朝）时高阳生托名王叔和而作，文辞浅显，便于诵读，流传较广，后人多有指斥其非者。

# 三部九候图说

三部者，从鱼际至高骨一寸，名曰寸口，自寸至尺名尺泽，故曰尺中，寸后尺前名曰关。阳出阴入，以关为界。又云：阴得尺内一寸，阳得寸内九分①。从寸口入六分为关分，从关分又入六分为尺分，故三部共得一寸九分。

## 九候浮中沉

一部分三候，三三为九候。

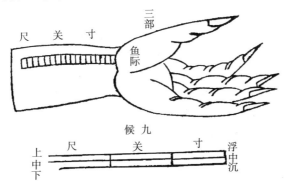

上候浮：初下指与皮毛相得者，为肺之部。

中候中：轻按之与血脉相得者，为胃之部。

下候沉：重按之与筋骨相得者，为肾之部。

## 学诊例

凡欲诊脉，先调自气，压取病人息，以候其迟数、过与不及，所谓以我医彼，智与神会，则莫之敢违。

---

① 阴得……九分：语出《难经·二难》。

凡诊脉，须先识脉、息两字。脉者神也，息者气也，脉不自动，为气使然，所谓长则气治，短则气病也。

凡诊脉，须识人迎、气口，以辨内外因。其不与人迎、气口相应，为不内外因，所谓关前一分，人命之主。

凡诊脉，须先识五脏、六经本脉，然后方识病脉。岁主脏害，气候逆传，阴阳有时，与脉为期，此之谓也。

凡诊脉，须认取二十四字名状，与关前一分相符；推说证状，与病者相应，使无差忒①，庶可依原治疗。

## 手式寸尺内外图说

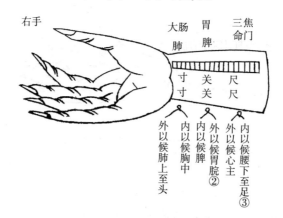

左心小肠肝胆肾，右肺大肠脾胃命。

心与小肠居左寸，肝胆同归左关定。

肾脉元在左尺中，却与膀胱腑相应。

肺与大肠居右寸，脾胃脉从右关认。

---

① 差忒（tè 特）：差错。

② 内以……胃脘：原图文字作"外以候脾，内以候胃脘"，据《素问·脉要精微论》改。

③ 足：万历本、千顷堂本作"胫"，尚德堂本字迹不清。

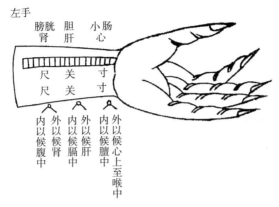

左手
膀胱　胆　小肠
　肾　肝　心
尺　关　寸
尺　关　寸
内以候腹中
外以候肾
内以候膈中
外以候肝
内以候膻中
外以候心上至喉中

心包右尺配三焦，此是医家真要领。

## 右五脏所属寸尺部位

左寸，外以候心，内以候膻中；右寸，外以候肺，内以候胸中。

左关，外以候肝，内以候膈中；右关，内以候脾，外以候胃脘①。

左尺，外以候肾，内以候腹中；右尺，外以候心主，内以候腰。

释曰：五脏六腑，十二经络，候之无逾三部。要之前布六经，乃候淫邪入自经络而及于脏腑，后说五脏，乃候七情内郁，自脏腑出而应于经，内外之辨，颖然②明白，学诊之士，当自此始。外因虽自经络而入，必及于脏腑，须识五脏六腑所在。内因郁满于中，亦必外应于经，亦须

① 内以……胃脘：原作“外以候脾，内以候胃脘”，据万历本、尚德堂本、千顷堂本及《素问·脉要精微论》改。
② 颖然：卓越貌，此处有极其清楚之义。

循经说证，不可偏局执见。故经云：上竟上，胸喉中事也，下竟下，腰足中事也①。不可不通。

## 阴阳相乘覆溢关格图说

《难经》曰：脉有太过，有不及，有阴阳相乘，有覆有溢，有关有格，何谓也？丹溪先生曰：阴乘阳则恶寒，阳乘阴则发热②。

关之前者，阳之动也，脉当见九分而浮，过者法曰太过，减者法曰不及，太过、不及者病。遂上逆寸为溢，为外关内格，此阴乘阳之脉也。经曰：阴气太盛，则阳气不得相营也。以阳气不得营于阴，阴遂上出而溢于阳之分，为外关内格也。外关内格，谓外闭而不下，

关之前者，阳之动也，脉见九分而浮。鱼曰平，太过、不及者病。

关以后者，阴之动也，脉见一寸而沉。关曰平，太过、不及者病。

阳分　阴上逆阳分曰溢，为外关内格，死。

阴分　阳下入阴分曰覆，为内关外格，死。

---

① 上竟上……事也：语本《素问·脉要精微论》。上竟上，脉学术语，指诊寸部脉时，手指向上（掌侧）推至脉的尽端，所谓上寻鱼际，以测候病位。下竟下，脉学术语，指诊尺部脉时，手指向下（臂侧）移至脉搏尽端，所谓下寻尺泽，以测候病位。

② 丹溪……发热：此引文所出不详。日·丹波元胤在《中国医籍考》中按曰："书中阴阳关格图说载'丹溪先生曰，阴乘阳则恶寒，阳乘阴则发热'，是亦系妄人之所捝，当抹杀之。"

阴从内出而格拒其阳，此阴乘阳位之脉也。

关以后者，阴之动也，脉当见一寸而沉，过者法曰太过，减者法曰不及，太过、不及者病。遂下入尺为覆，为内关外格，此阳乘阴之脉也。经曰：阳气太盛，则阴气不得相营也。以阴气不得营于阳，阳遂下陷而覆于尺之分，为内关外格。内关外格，谓阴内闭而不上，阳从外入以格拒其阴，此阳乘阴位之脉也，故曰覆溢。而覆者如物之覆，由上而倾于下也，溢者如水之溢，由下而逆于上也，是其真脏之脉，人不病而死也。

## 论分按人迎、气口左右图说

《脉赞》① 曰：关前一分，人命之主，左为人迎，右为气口，神门决断，两在关后。故曰人迎紧盛则伤于寒，气口紧盛则伤于食。此人迎、气口所以为内伤外感之辨，学医之士岂可不深察而究明之也？

### 左手人迎图

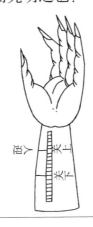

① 《脉赞》：当为《脉法赞》。早期脉学著作，原书已佚，其佚文见《脉经》卷一。

左为人迎，以候天之六气风寒暑湿燥热之外感者也。人迎浮盛则伤风，紧盛则伤寒，虚弱则伤暑，沉细则伤湿，虚数则伤热，皆外所因，法当表散渗泄则愈。

**右手气口图**

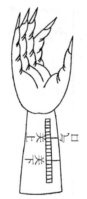

右为气口，以候人之七情喜怒忧思悲恐惊内伤之邪。其喜则脉散，怒则脉激，忧则脉涩，思则脉结，悲则脉紧，恐则脉沉，惊则脉动，皆内所因，看与何部相应，即知何脏何经受病，方乃不失病机，法当温顺以消平之。

其余①诊按表里、名义、情状，姑如后说。但经所述，谓神者脉之主，脉者血之府，气者神之御，脉者气之使，长则气治，短则气病，数则烦心，大则病进，文藻虽雅，义理难明，动静之辞，有博有约。博则二十四字不滥丝毫，约则浮沉迟数总括纲纪，辞理粲然②。浮为风为虚，沉为湿为实，迟为寒为冷，数为热为燥。风湿寒热属于外，虚实冷燥属于内，内外既分，三因须别，学者宜详

---

① 余：原作“如”，据万历本、尚德堂本及千顷堂本改。
② 粲（càn 灿）然：明白貌。

览，不可惮<sup>①</sup>烦也。

# 总论脉式

经云：常以平旦，阴气未动，阳气未散，饮食未进，经脉未盛，络脉调匀，乃可诊有过之脉。或有作为，为停食顷，俟定乃诊。师亦如之。

释曰：停宁俟之，即不拘于平旦，况仓卒病生，岂特平旦？学者知之。

经云：切脉动静而视精明，察五色，观五脏有余不足，六腑强弱，形之盛衰，可以参决死生之分。

释曰：切脉动静者，以脉之潮会，必归于寸口，三部诊之。左关前一分为人迎，以候六淫外伤，为外所因。右关前一分为气口，以候七情内郁，为内所因。惟其所自用肯经常为不内外因。三因虽分，犹乃未备。是以前哲类分二十四字，所谓七表、八里、九道，虽名状不同，证候差别，皆以人迎一分而推之，与三部相应而说证，则万无一失也。

## 陈氏<sup>②</sup>辨三脏本脉息数尺度

人之脉者，乃血之隧道也，非气使则不能行，故血为脉，气为息，脉息之名，自是而分。呼吸者，气之橐籥<sup>③</sup>；动应者，血之波澜。其经以身寸度之，计十六丈二尺。一

---

脉诀指掌病式图说 —— 九

① 惮（dàn 但）：怕。
② 陈氏：即陈言，南宋医学家，撰《三因极一病证方论》。
③ 橐籥（tuó yuè 驼月）：古代冶炼时用以鼓风吹火的装置，犹今之风箱。

呼脉再动①。呼吸定息脉五动，闰以太息则六动。一动一寸，故一息脉行六寸，十息六尺，百息六丈，二百息十二丈，七十息四丈二尺。计二百七十息，漏水下二刻，尽十六丈二尺，营周一身。百刻之中得五十营，故曰脉行阳二十五度，行阴亦二十五度也②。息者以呼吸定之，一日计一万三千五百息。呼吸进退，既迟于脉，故八息三分三毫三厘，方行一寸，八十三息三分三毫，行一尺，八百三十三息三分，行一丈，八千三百三十三息，行十丈，余六丈二尺，计五千一百六十七息，通计一万三千五百息，方行尽一十六丈二尺。经络气周于一身，一日一夜，大会于风府者是也。脉，神也，阳也，阳行速，犹太阳之一日一周天；息，气也，阴也，阴行迟，犹太阴之一月一周天。如是则应周天之常度，配四时之定序。

春肝脉弦细而长，夏心脉浮大而洪，长夏脾脉软大而缓，秋肺脉浮涩而短，冬肾脉沉濡而滑，各以其时而候旺相③休囚④，脉息无不及太过之患。故曰平人以五脏六腑皆禀气于胃⑤，故脉以胃气为本，气以黄色为生，取其资成也。合本脏气三分，参以弦洪缓涩沉，则为平脉。若真脏脉见，则不从矣，参以形色，广加后说。

---

① 动：万历本、尚德堂本及千顷堂本于此后有"一吸脉亦再动"。
② 脉行……度也：语本《难经·一难》。
③ 旺相：命理术语。星命家以五行配四季，每季中五行之盛衰以旺、相、休、囚、死表示，如春季是木旺、火相、水休、金囚、土死。旺相为得时。
④ 休囚：命理术语。失时，失运。
⑤ 平人……于胃：语本《灵枢·五味论》。

## 右手足六经之图

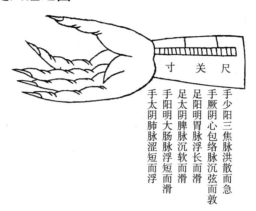

手少阳三焦脉洪散而急
手厥阴心包络脉沉弦而敦
足阳明胃脉浮长而滑
足太阴脾脉沉软而滑
手阳明大肠脉浮短而滑
手太阴肺脉涩短而浮

心合小肠肝合胆，脾连于胃肾膀胱。

心包元向三焦配，肺脏还归对大肠。

## 左手足六经之图

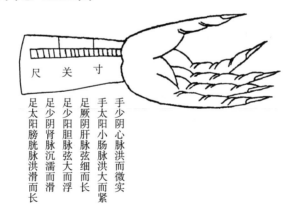

足太阳膀胱脉洪滑而长
足少阴肾脉沉濡而滑
足少阳胆脉弦大而浮
足厥阴肝脉弦细而长
手太阳小肠脉洪大而紧
手少阴心脉洪而微实

足厥阴肝脉在左关上，弦细而长；足少阴肾脉在左尺中，沉濡而滑；足太阴脾脉在右关上，沉软而缓；足少阳胆脉在左关上，弦大而浮；足阳明胃脉在右关中，浮长而滑；足太阳膀胱脉在左尺中，洪滑而长；手厥阴心主包络在右尺①中，沉弦而敦；手少阴心脉在左寸口，洪而微实；手太阴肺脉在右寸口，涩短而浮；手少阳三焦脉在右尺中，洪散而急；手阳明大肠脉在右寸口，浮短而滑；手太阳小肠脉在左寸口，洪大而紧。此手足阴阳六经脉之常体，及其消息盈虚，则变②化不测，运动密移，与天地参同，彼春之暖为夏之暑，彼秋之忿为冬之怒，四变之动，脉与之应者，乃气候之至脉也。

## 《素问》六气主合至脉

十二月大寒至二月春分，为初之气，厥阴风木主令。

经云：厥阴之至其脉弦。一云沉短而散。

春分至四月小满，为二之气，少阴君火主令。

经云：少阴之至其脉钩。一云紧细而微。

小满至六月大暑，为三之气，少阳相火主令。

经云：少阳之至大而浮。一云乍疏③乍数，乍短乍长。

大暑至八月秋分，为四之气，太阴湿土主令。

经云：太阴之至其脉沉。一云紧大而长。

秋分至十月小雪为五之气，阳明燥金主令。

经云：阳明之至短而涩。一云浮大而短。

小雪至十二月大寒，为六之气，太阳寒水主令。

经云：太阳之至大而长。

① 右尺：原作"尺右"，据万历本、尚德堂本及千顷堂本改。
② 变：原作"理"，据万历本、尚德堂本及千顷堂本改。
③ 乍疏：原本无，据万历本、尚德堂本及千顷堂本补。

本脉至脉，虽识体状，又须推寻六气交变、南政北政①、司天在泉②。

少阴之脉，应与不应，详细而推知，万无一失矣。

己丑、己未二岁，太阴司天，少阴在左，少阳在右，故左寸脉不应。

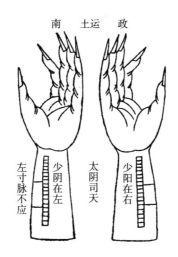

南　土运　政

左寸脉不应　　少阴在左　　太阴司天　　少阳在右

上己丑己未南政太阴司天脉图。

辰、戌二岁，太阴在泉，少阴在右，少阳在左，故右尺脉沉细不应。

---

① 南政北政：运气说术语。旧注谓五运之中，以土为君，故甲、己之岁，土运为君，君居南面而施政，谓之南政；其他乙、丙、丁、戊、庚、辛、壬、癸八干之年，君居臣位，北面而朝，谓之北政。惟清代陆儋辰《运气辨》认为亥、子、丑、寅、卯、辰年为南政，巳、午、未、申、酉、戌年为北政。

② 司天在泉："泉"字原脱，据尚德堂本、千顷堂本补。运气说术语，意为掌握天上的气候变化。司天定居于客气第三步气位，统主上半年气候变化的总趋向；在泉象征在下，定居于客气第六步气位，值管下半年气候变化的总趋向。

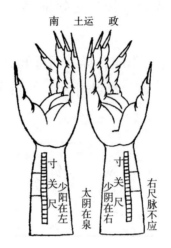

上甲辰甲戌南政太阴在泉脉图。

巳、亥二岁，厥阴司天，太阳在左，少阴在右，右手寸口脉沉细不应。

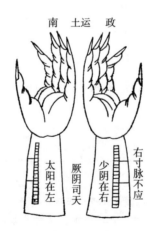

上己巳己亥南政厥阴司天脉图。

寅、申二岁，厥阴在泉，太阳在右，少阴在左，左手尺脉沉细不应。

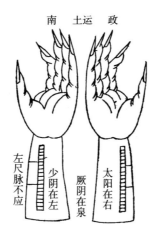

南　土运　政

左尺脉不应
少阴在左
厥阴在右
太阳在右

上甲寅甲申南政厥阴在泉脉图。

子、午二岁，少阴司天，厥阴在左，太阴在右，两手寸脉俱沉细不应。

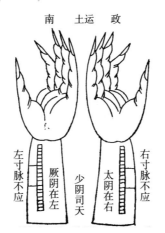

南　土运　政

左寸脉不应
厥阴在左
少阴司天
太阴在右
右寸脉不应

上甲子甲午南政少阴司天脉图。

卯、酉二岁，少阴在泉，太阴在左，厥阴在右，故两手尺脉俱沉细不应。

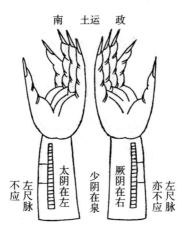

上己卯己酉南政少阴在泉脉图①。

丑、未二岁，太阴司天，少阴在左，少阳在右，两手尺脉俱不应。

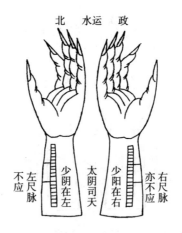

上乙丑辛丑丁未癸未岁北政太阴司天脉图。

辰戌二岁，太阴在泉，少阳在左，少阴在右，左手寸口脉不应。

---

① 子午二岁……脉图：原脱，据万历本、尚德堂本及千顷堂本补。

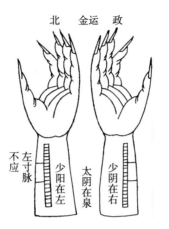

北　金运　政

左寸脉
不应

少阳
在左

太阴
在泉

少阴
在右

上丙辰庚辰戊戌壬戌岁北政太阴在泉脉图。

巳、亥二岁，厥阴司天，太阳在左，少阴在右，左手尺脉不应。

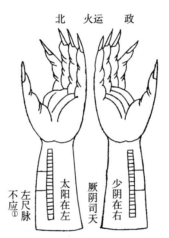

北　火运　政

左尺脉
不应①

太阳
在左

厥阴
司天

少阴
在右

上乙巳辛巳丁亥癸亥北政厥阴司天脉图。

寅、申二岁，厥阴在泉，少阴在左，太阳在右，左寸脉不应。

---

①　左尺脉不应：原脱。据万历本、尚德堂本及千顷堂本补。

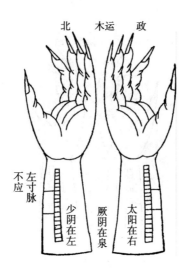

上丙寅庚寅戊申壬申岁北政厥阴在泉脉图。

岁当阳明司天，少阴在泉，法当两尺脉沉细不应而反浮大，两寸脉当浮大而反沉细，是太阳与少阴相反。经云：尺寸反者死。

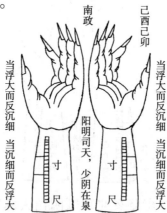

上己酉己卯南政尺寸脉反之图。

岁当阳明在泉，少阴司天，法当两寸沉细不应而反浮大，两尺脉当浮大而反沉细，是阳明与少阴尺寸相反。经云：尺寸反者死。

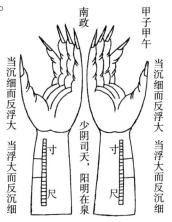

上甲子甲午二岁尺寸相反脉图。

北政阳明司天，少阴在泉，法当两寸沉细不应而反浮大，两尺脉当浮大而反沉细，是阳明与少阴尺寸相反。经云：尺寸反者死。

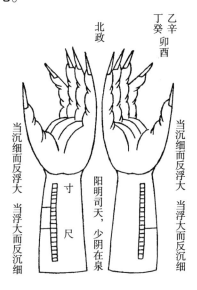

上乙卯丁卯癸酉辛酉尺寸相反厥图。

北政少阴司天，阳明在泉，法当两尺沉细不应而反浮大，两寸脉当浮大而反沉细，是阳明与少阴尺寸相反。经云：尺寸反者死。

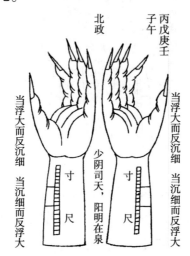

上丙子庚午①戊子壬午尺寸相反脉图。

南政少阳在右，少阴在左，左寸脉当沉细不应而反浮大，右寸脉当浮大而反沉细不应，是谓左右交。经云：左右交者死。

---

① 午：万历本、尚德堂本及千顷堂本作"子"。

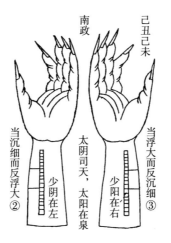

上己丑己未左右脉交之图。

南政少阳在左，少阴在右，右尺脉当沉细不应而反浮大，左尺脉当浮大而反沉细，是谓左右交，少阴在右而交于左。

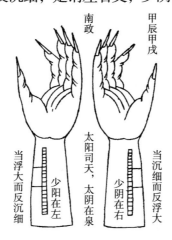

上甲辰甲戌左右脉交之图。

---

① 当沉细而反浮大：原作"当浮大而反沉细"，据万历本、尚德堂本、千顷堂本及上文改。

② 当学大而反沉细：原作"当沉细而反浮大"，据万历本、尚德堂本、千顷堂本及上文改。

南政太阳在左，少阴在右，右寸脉当沉细不应而反浮大，左寸脉当浮大而反沉细不应，是谓左右交，少阴在右而交于左。

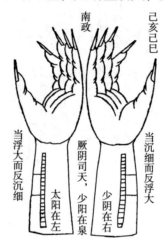

上己亥己巳左右脉交之图。

南政太阳在右，少阴在左，左尺脉当沉细不应而反浮大，右尺脉当浮大而反沉细不应，是谓左右交，少阴在左而交于右。

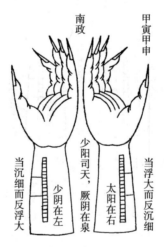

上甲寅甲申左右脉交之图。

北政太阳在左，少阴在右，右寸脉当沉细不应而反浮大，左寸脉当浮大而反沉细，是谓左右交，少阴在右而交于左。

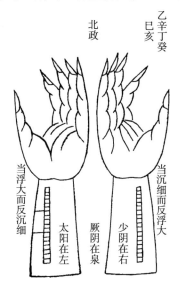

上乙巳丁巳辛亥癸亥左右脉交之图。

## 辨七情郁发五脏变病脉法

右手关前一分为气口者，以候人之脏气郁发与胃①气兼并，过与不及，乘克传变，必见于脉者，以食气入胃，淫精于脉，脉皆自胃气出，故候于气口。经曰：五脏皆禀于胃。胃者五脏之本，脏气不能自致于手太阴，必因胃气而至。邪气胜，胃气衰，则病甚；胃气绝，真脏独见，则死。假如：

春，肝脉弦多胃少曰肝病，但弦无胃气曰死。

夏，心脉洪多胃少曰心病，但洪无胃气曰死。

---

① 胃：原脱，据下文及《三因极一病证方论》卷一补。

长夏，脾脉濡多胃少曰脾病，但濡无胃气曰死。

秋，肺脉涩多胃少曰肺病，但涩无胃气曰死。

冬，肾脉沉多胃少曰肾病，但沉无胃气曰死。

天地草木无土气不生，人无胃气则死。夫胃气者，和缓不迫之状。

若其乘克相胜，虽有胃气，而春有涩脉微见者秋必病，涩甚者为今病；夏有沉脉微见者冬必病，沉甚者为今病；长夏有弦脉微见者春必病，弦甚者为今病；秋有洪脉微见者长夏必病，洪甚者为今病；冬有濡脉微见者夏必病，濡甚者为今病。

## 辨五脏过不及之为病

观夫太过不及，脉之大要，迫近而散，不可失机，审而调之，为上工矣，学者不可不审察也。

春，肝脉合①弦细而长，太过则实强，令善怒，忽忽②眩冒③巅疾，不及则微虚，令人胸痛引背，两胁胠④满。

夏，心脉合洪而微实，太过则来去皆盛，令身热肤痛，为浸淫，不及则来不盛去反盛，令人心烦，上咳唾，下泄气。

长夏，脾脉合沉而濡长，太过则如水之流，令四肢不举，不及则如鸟之喙⑤，令人九窍不通，名曰重强。

---

① 合：应该。
② 忽忽：恍惚。
③ 眩冒：证名。又称冒眩、眩晕，指头昏重而眼前发黑欲倒的感觉。
④ 胠（qū 区）：腋下。
⑤ 喙（huì 会）：原作"啄"，据《素问·玉机真脏论》改。

秋，肺脉合浮而短涩，太过则中坚傍①虚，令逆气背痛，愠愠②然，不及则毛而微，令人呼吸少气，下喘声。

冬，肾脉合沉而紧实，太过则有如弹石，令解㑊③脊痛，少气不能言，不及则来去如数，令人心悬如饥，䏚④中清，脊中痛，少腹满，小便变。

人之五脏，配木火土金水，以养魂、神、意⑤、魄、志，而生怒、喜、思、忧、恐。故因怒则魂门弛张，木气奋激，肺金乘之，脉弦涩；因喜则神延融溢⑥，火气赫羲⑦，肾水乘之，脉沉散；因思则意舍不宁，土气凝结，肝木乘之，脉弦弱；因忧则魄户不闭，金气涩聚，心火乘之，脉洪短；因恐则志室不遂，水气旋却⑧，脾土乘之，脉沉缓。

此盖五情动以不正，侮所不胜。经所谓不恒其德⑨，恃其能乘而侮之，甚则所胜来复，侮反受邪，此之谓也。

凡怒则魂门弛张，木气奋激，侮其脾土，甚则子金乘其肝虚，来复母仇，克其肝木，是谓侮反受邪，肝脉反

---

① 傍：通"旁"。

② 愠愠（yùnyùn 韵韵）：忧郁不舒貌。

③ 解㑊（yì 亦）：古病名，为血虚有热，寒热不时之证。《素问·平人气象论》曰："尺脉缓涩，谓之解㑊。"王冰注："尺为阴部，腹肾主之，缓为热中，涩为无血，热而无血，故解㑊，并不可名之。然寒不寒，热不热，弱不弱，壮不壮，㑊不可名，谓之解㑊也。"

④ 䏚（miǎo 秒）：季胁之下，夹脊两旁空软处。

⑤ 意：原作"气"，据万历本、尚德堂本、千顷堂本及《三因极一病证方论》卷一改。

⑥ 融溢：融合充满。

⑦ 赫羲：炎暑炽盛貌。

⑧ 却：回转。

⑨ 不恒其德：语出《易经·恒卦》。

涩。涩者，肺金也。是犹吴王夫差之争盟侮楚，精锐悉行，国内无备，越王勾践乘其虚而伐之，遂以破吴。吴本侮楚，而越竟破之，侮反受邪，即此义也。

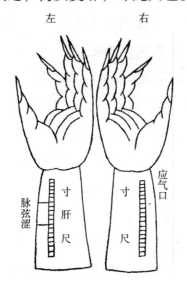

凡喜则神延融溢，火气赫羲，侮其肺金，甚则子水乘其心虚，来复母仇，克其心火，是谓侮反受邪，心脉反沉。沉者，肾水脉也。故喜甚有暴中之患，而暴怒亦有暴中之患，皆此意也。

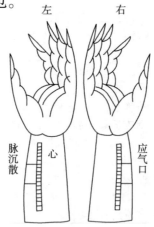

凡久思则意舍不宁，土气凝结，侮其肾水，甚则子木乘其脾土虚，来复母仇，克其脾土，是谓侮反受邪，脾脉反弦。弦者，肝脉也。

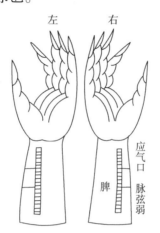

凡久忧则魂户不闭，金气涩聚，侮其肝木，甚则子火乘其肺虚，来复母仇，克其肺金，是谓侮反受邪，肺脉反洪。洪者，心火脉也。

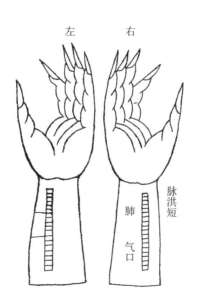

凡多恐则志室不遂，水气旋却，侮其胞络之火，甚则子土乘其肾虚，来复母仇，克其肾水，是谓侮反受邪，肾脉反濡。濡者，脾土脉也。

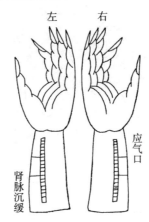

凡悲则伤肺，故肺脉自虚。经曰悲则气消，脉虚。心火来乘，金气日销①，故悲则泪下。或因寒，饮食之气上逆，留于胸中，留而不去，久为寒中。或曰肺金乘肝木而为泪。

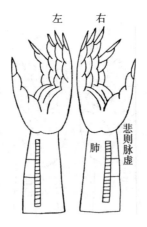

---

① 日销：万历本、尚德堂本及千顷堂本作"自虚"。销，通"消"。

凡惊则气乱。惊则肝气散乱，乘其脾土，故小儿惊则泻青。大人惊则面青者，肝血乱而下降，故青，其肝脉亦乱。一曰惊则肝气乘心，大惊者心脉易位向里，惊气入心者多尿血也。

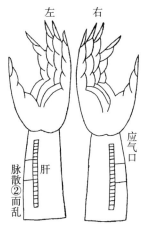

传授胜克流变，又当详而论之。故经云：五脏受气于其所生，传之于其所胜，气舍于其所生，死其所不胜。如：

肝受气于心，传之于脾，气舍于肾，至肺而死。

心受气于脾，传之于肺，气舍于肝，至肾而死。

脾受气于肺，传之于肾，气舍于心，至肝而死。

肺受气于肾，传之于肝，气舍于脾，至心而死。

肾受气于肝，传之于心，气舍于肺，至脾而死。

则知肝死于肺，候之于秋，庚日笃②，辛日死。余图③于后。

---

① 散：原作"乱"，据万历本、尚德堂本及千顷堂本改。

② 笃（dǔ堵）：病沉重。

③ 图：原文为图示，故曰。

肝候于秋，庚日笃，辛日死，舌卷卵缩①。

心候于冬，壬日笃，癸日死，面黑如黧。

脾候于春，甲日笃，乙日死，肉满唇反②。

肺候于夏，丙日笃，丁日死，皮枯毛折。

肾候于长夏，戊日笃，己日死，齿长而枯，发无润泽。

又如：

甲乙日则寅卯时死。

丙丁日则巳午时死。

戊己日则辰戌丑未时死。

庚辛日则申酉时死。

壬癸日则子亥时死。

凡一日之中，又分五时，以别死时之早晏③。且脾病甲日病笃，乙日死，则死于寅卯时，以脾属土，日时俱属木，重木克土，故死于此时，此内伤脏病之传次也。然暴病卒发者，不必泥于传次也。或传化不以次入者，乃忧恐悲怒喜思惊七情并伤于令，不得以其次传，所以令人大病。此五脏传变之指要，学者不可不知也。

## 辨六淫外伤六经受病脉图说

左手关前一分为人迎者，以候天之寒暑燥湿风热中伤

---

① 舌卷卵缩："卵"原作"卯"，据千顷堂本改。病名，指在上部舌卷曲不伸，在下部则阴囊收缩不下的病证。

② 唇反：病状名，指口唇外翻的症状，为脾气将绝的重病败象。《难经·二十四难》曰："足太阴气绝，则脉不荣其口唇……则肌肉不滑泽，肌肉不滑泽则肉满，肉满则唇反，唇反则肉先死。"

③ 晏（yàn 宴）：迟。

于人，其邪自经络而入，以迎纳之，故曰人迎。前哲方论谓太阳为诸阳主，凡感邪例自太阳始，以此考寻经意，似若不然。风喜伤肝，寒喜伤肾，暑喜伤心包，湿喜伤脾，热伤心，燥伤肺，以暑热一气，燥湿同源，故不别论，以类推之，风当自少阳入，湿当自阳明入，暑当自三焦入，寒却自太阳入。故经云阴为之主，阳与正①，别于阳者，知病从来，此之谓也。经云：修以俟天，所以立命也②。由是古人调其脏气而淫邪不入，故先七情而后六淫。经云：学诊之士，必先岁气。故运气又先之，以其次第也。

足太阳伤寒，左手尺中与人迎皆浮紧而盛。浮者足太阳脉也，紧者伤寒脉也，盛者病进也。其证头项腰脊痛，无汗恶寒，不恶风。

### 足太阳膀胱经脉之图

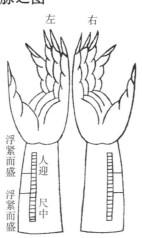

① 阳与正：《素问·阴阳离合论》作"阳予之正"四字。
② 修以……命也：语本《孟子·尽心上》。

足阳明伤湿，右手关上与人迎皆涩细而长。涩者足阳明脉也，细者伤湿脉也，长者病袭也。其证关节疼痛，重痹而弱，小便涩秘，大便飧泄。

### 阳明①胃经之图

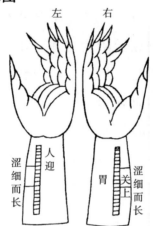

左　　　右

<!-- 图中文字 -->
人迎

涩细而长

胃　关上

涩细而长

足少阳伤风，左手关上与人迎皆弦浮而散。弦者足少阳脉也，浮者伤风脉也，散者病至也。其证身热，恶风自汗，项强胁满②。

---

① 明：原脱，据千顷堂本补。
② 项强胁满：原作“身重胃满”，据万历本、尚德堂本、千顷堂本及《三因极一病证方论》卷一改。

## 少阳胆脉之图

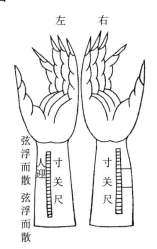

手少阳伤暑，右手尺中与人迎皆洪虚而数。洪者手少阳脉也，虚者伤暑脉也，数者病增也。其证身热恶寒，头痛，状如伤寒，烦渴。

## 少阳三焦经脉之图

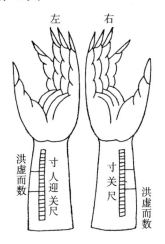

足太阴伤湿，右手关上与人迎皆濡细而沉。濡者太阴

脉也，细者湿脉也，沉者病著也。其证身热①脚弱，关节头痛，冷痹胀满。

## 太阴脾经之图

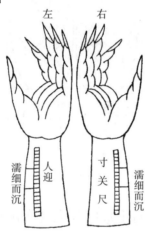

足少阴伤寒，左尺中与人迎皆沉紧而数。沉者足少阴脉也，紧者伤寒脉也，数者病传也。其证口燥舌干而渴，背恶寒，反发热倦怠。

## 少阴肾经之图

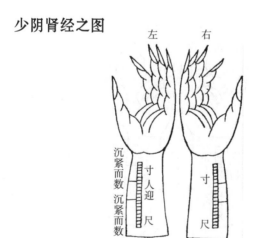

---

① 热：《三因极一病证方论》卷一作"重"，义胜。

足厥阴伤风，左关上与人迎皆弦弱而急。弦者厥阴脉也，弱者风脉也，急者病变也。其证自汗恶风而倦，小腹急痛①。

**厥阴肝经之图**

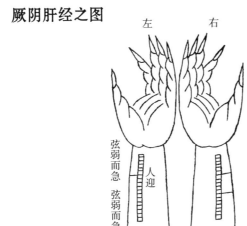

手厥阴心包伤暑，右尺中与人迎皆沉弱而缓。沉者心包脉也，弱者伤暑也，缓者病倦也。其证往来寒热，状如疟，烦渴眩晕，背寒面垢。

**厥阴心包络之图**

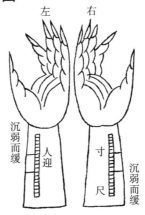

---

① 痛：千顷堂本作"满"。

此以上分布六经，感伤外邪之脉也。除燥热外叙此四气，揭图于下，以为宗兆，使学者易见，不必再三伸问。若其传变，自当依六经别论，详究所伤，随经说证，对证施治，以平为期。或热燥伤心肺，亦当依经推明理例调治。如四气兼并，六经交错，亦当随其脉证，审处别白，或先或后，或合或并，在络在经，入表入里，四时之动，脉与之应，气候以时，自与脉期。微妙在脉，不可不察，察之有纪，从阴阳始，始之有经，从阴阳生，此之谓也。

吾尝观洛书图①，火七在西方，金九居南位者，则西南二方为燥热之气明矣，况乎离为兵戈，兑主杀伐？平治之世，生气流行，雨旸②以时，兆民乂安③，恶有斯气？唯淆乱之世，生气消息④，燥热逆行，五谷不登，山川焦枯，鬼神罔妥，灾疢⑤繁兴。予目击壬辰首乱⑥已来，民中燥热者，多发热痰结咳嗽，重以医者不识时变，复投半夏、南星，以益其燥热，遂至嗽血，骨⑦涩逆涌，咯吐不已，肌肉干枯而死者多矣。平人则两寸脉不见，两尺脉长至半臂。予于《内外伤辨》言之备矣，今略具数语，以足

---

① 洛书图：即洛书，古称龟书，传说有神龟出于洛水，其甲壳上有此图象，结构是戴九履一，左三右七，二四为肩，六八为足，以五居中，五方白圈皆阳数，四隅黑点为阴数。

② 旸（yì亦）：当作"旸（yáng阳）"。旸，晴天。

③ 乂（yì亦）安：太平无事。乂，安定。

④ 消息：停止，平息。

⑤ 灾疢（chèn 趁）：犹灾恙。疢，热病，亦泛指病。

⑥ 壬辰首乱：指金哀宗天兴元年（1232），蒙古军进围金都汴京（今开封），哀宗出逃。

⑦ 骨：千顷堂本作"滑"，丹波元胤《中国医籍考》作"痰"。

成书，为六气全图。

## 少阴太阴心肺二经伤燥热脉图

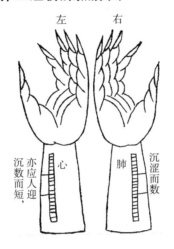

## 辨不内外因五用乖违①病证

察脉必以人迎、气口分内外所因者，乃学诊之要道也。所以《脉赞》云：关前一分，人迎主之。然既有三因，固不可尽，详而考之，于理自备。且如疲极筋力，尽神度量，饮食饥饱，叫呼走气，房室劳逸，及金疮踒折②，

---

① 乖违：错乱反常。
② 踒（wō倭）折：犹骨折。踒，扭伤。

虎狼毒虫，鬼疰①客忤②，鬼压③溺水等，外非六淫，内非七情，内外不收，必属不内外。虽汉论④曰：人迎紧盛伤于寒，气口紧盛伤于食。殊不知饮食入胃，能助发宿蕴。其所以应于气口者，正由七情郁发，因食助见，本非宿食能应气口。且如：

宿食 ｛阳 阴｝ 则脉 ｛浮大而微涩 数而滑实⑤｝ 宿食 ｛不化 成癥｝ 脉则 ｛沉紧 沉重｝ 皆伤胃也

宿食窒塞，则上部有脉，下部无脉，其人当吐，不吐者死。此等名证，何曾应于气口？又如疲极筋力，其脉弦数而实，筋痛则动，皆伤肝也；凝思则滑，神耗则散，皆伤心也；弦诵耗气，气⑥濡而弱，叫呼走气，脉散而急，皆伤肺也；房劳失精，两尺脉浮散，男子遗精，女子半产，弦大而革，皆伤肾也。上件明文，气口何与？况脏寒蛔厥，脉自微浮，及为肾⑦滑；胃虚不食，其脉必缓，亦有微濡；五饮停伏，浮细而滑；久蓄沉积，沉细而软；形

① 鬼疰（zhù 注）：病名。指身体虚弱之人，忽被病邪所击引起的心腹刺痛，或闷绝倒地如中恶状，其患瘥后余气不歇，时有发动，乃至于死。疰，有灌注和久住之意，多指具有传染性和病程长的慢性病。

② 客忤（wǔ 午）：证名。指小儿情志发育未全，易受外界刺激而表现出惊恐抽风之神识错乱证。忤，逆，不顺从。

③ 鬼压：病名。又称鬼魇、梦魇，指睡眠中做一种感到压抑而呼吸困难的梦，多由疲劳过度，消化不良或大脑皮层过度紧张引起，类似于现代睡眠瘫痪症。

④ 汉论：未查见该书名。其后引文语本《灵枢·五色》。

⑤ 宿食……滑实：《三因极一病证方论》卷一作："宿食脉，有浮大而微涩者，有数而滑实者，在阴则涩，在阳则滑。"

⑥ 气：《三因极一病证方论》卷一作"脉"，义胜。

⑦ 肾：《三因极一病证方论》卷一作"紧"，义胜。

虚自汗，脉皆微濡；挥霍变乱，脉自沉伏；僵仆坠下，脉则细滑；蹉折伤损，瘀血在内，疝瘕癥癖，并五内作痛，脉皆弦紧；中寒痼结，脉则迟涩；五积六聚，食饮痰气，伏留不散，隧道节滞，脉皆促结；三消热中，尺中洪大；癫狂神乱，关上洪疾；气实脉浮，血实脉滑，气血相搏，脉亦沉实；妇人妊娠，脉则和滑。

## 辨祟脉

凡鬼祟附着之脉，两手乍大乍小，乍长乍短，乍密乍疏，乍沉乍浮。阳邪来见，脉则浮洪；阴邪来见，脉则沉紧。鬼疰客忤，三部皆滑，洪大袅袅，沉沉泽泽①，但与病证不相应者，皆五尸②鬼邪遁疰③之所为也。又如遁尸④、尸疰⑤，脉沉而不至寸，或三部皆紧急，如诊得此等脉证，虽与人迎气口相应，亦当分数推寻，三因交结，四季⑥料简⑦，所谓箄⑧内箄外，不内不外，亦内亦外，亦不内外。脉理微妙，艺能难精，学然后知所因，此之谓

① 泽泽：分解离散貌。
② 五尸：道教谓藏于五脏中的五种邪魅。
③ 遁（dùn 钝）疰：病名。指体虚之人感受邪毒之气，毒停经络脏腑间而致四肢沉重，腹内刺痛，发作无时，病也无定，停遁不瘥的病证。
④ 遁尸：病名。指一种突然发作，以心腹胀满刺痛、喘急为主症的危重病证。
⑤ 尸疰：亦作"尸注"。病名。指痨瘵病，即肺结核，病程缓慢且相互传染。
⑥ 季：原作"句"，据万历本、尚德堂本及千顷堂本改。
⑦ 料简：亦作"料拣""料柬"。选择；拣择。
⑧ 箄（pái 排）：万历本、尚德堂本、千顷堂本作"俾"。《三因极一病证方论》卷一作"单"，义胜。

也。然形于朕兆①，堕于数义，未有不学而能者，未有学而不成者，宜留心焉。人如忽见异像，惊惑眩乱，脉多失次；急虚卒中，五脏闭绝，脉不往来；譬如堕溺，脉不可察，与夫金疮跌折、顿走血气，脉亦无准。学者当看外证，不必拘脉。

## 辨脉体名状

浮者，按之不足，举之有余，与人迎相应则风寒在经，与气口相应则营血虚损。

沉者，举之不足，按之有余，与人迎相应则寒伏阴经，与气口相应则血凝腹脏。

迟者，应动极缓，按之尽牢，与人迎相应则湿②寒凝滞，与气口相应则虚冷沉积。

数者，去来促急，一息数至，与人迎相应则风燥热烦，与气口相应则阴虚阳盛。

虚者，迟大而软，按之豁然③，与人迎相应则经络伤暑，与气口相应则荣卫失④本。

实者，按举有力，不疾不迟，与人迎相应则风寒贯经，与气口相应则气血壅脉。

缓者，浮大而软，去来微迟，与人迎相应则风热入脏，与气口相应则怒极伤筋。

---

① 朕兆：征兆。
② 湿：原作"温"，据千顷堂本及《三因极一病证方论》卷一改。
③ 豁（huò 或）然：开阔貌。此处指手按上去有空虚乃至陷下的感觉。
④ 失：原作"走"，据万历本、尚德堂本及千顷堂本改。

紧者，动转无常，如纫箄线①，与人迎相应则经络伤寒，与气口相应则脏腑作痛。

洪者，来之至大，去之且长，与人迎相应则寒壅诸阳，与气口相应则气攻百脉。

细者，指下寻之，来往如线，与人迎相应则诸经中湿，与气口相应则五脏凝涩。

滑者，往来流利，有如贯珠，与人迎相应则风痰潮溢，与气口相应则涎饮凝滞。

涩者，参五不调②，如雨沾沙，与人迎相应则风湿寒痹，与气口相应则津汗血枯。

弦者，端紧径急③，如张弓弦，与人迎相应则风走痒痛，与气口相应则饮积溢疼。

弱者，按之欲绝，轻软无力，与人迎相应则风湿缓纵，与气口相应则筋绝痿弛。

结者，往来迟缓，时止更来，与人迎相应则阴散阳生，与气口相应则积阻气节。

促者，往来急数，时止复来，与人迎相应则痰壅阳经，与气口相应则积留胃腑。

芤者，中空傍实，如按慈葱④，与人迎相应则邪壅吐衄，与气口相应则荣虚妄行。

---

① 纫箄线：连接竹筏的绳索。纫，连接。箄，竹筏。

② 参（sān 三）五不调：诊脉术语。即参伍不调、三五不调。表示脉象或三而止，或五而停，艰涩不畅，如轻刀刮竹。

③ 径急：捷速。

④ 慈葱：即冬葱，其茎柔细而香，可以经冬。

微者，极细而软，似有若无，与人迎相应则风暑自汗，与气口相应则微阳脱泄。

动者，在关如豆，厥厥不行，与人迎相应则寒疼冷痛，与气口相应则心惊胆寒。

伏者，沉伏不出，着骨乃得，与人迎相应则寒湿痼闭，与气口相应则凝思凝神。

长者，往来流利，出于三关，与人迎相应则微邪自愈，与气口相应则脏气平治①。

短者，按举似数，不及本部，与人迎相应则邪闭经脉，与气口相应则积遏脏气。

濡者，按之不见，轻手乃得，与人迎相应则寒湿散漫，与气口相应则飧泄缓弱。

革者，沉伏实大，如按鼓皮，与人迎相应则中风暑湿，与气口相应则半产脱精。

散者，有阳无阴，按之满指，与人迎相应则淫邪脱泄，与气口相应则精血败耗。

代者，脏绝中止，余脏代动。无问内外所因，得此必死。

## 辨七表脉病证 浮芤滑实弦紧洪

浮为在表，为风应人迎，为气应气口，为热，为痛，为呕，为胀，为痞，为喘，为厥，为内结，为满不食。浮大为鼻塞，浮缓为不仁，浮大长为风眩癫疾，浮滑疾为宿

---

① 平治：太平安定。

食，浮大而涩为宿食滞气，浮短为肺伤诸气，浮滑为走刺、为饮，浮细而滑为伤饮，浮滑疾紧为百合病，浮数为大便坚、小便数，浮紧为淋、为癃闭。

芤主血，寸芤为吐血，微芤为衄血，关芤为大便出血、为肠痈，尺芤为下焦虚、小便出血。

滑为吐，为满，为咳，为热，为伏痰，为宿食，为蓄血，为经闭，为鬼疰，为血气俱实。滑散为瘫缓，滑数为结热，滑实为胃热，和滑为妊娠，滑而大小不匀必吐，为病进，为泄痢①，滑而浮大，小腹痛，尿②则阴中痛，小便亦然。

实为热，为呕，为痛，为气塞，为喘咳，为大便不禁。实紧为阴不胜阳，为胃寒，为腰痛。

弦为寒，为痛，为饮，为疟，为水气，为中虚，为厥逆，为拘急，为寒癖。弦紧为恶寒，为疝瘕，为癖，为瘀血；双弦胁急痛；弦而钩为胁下刺痛；弦长为积，随左右上下。

紧为寒，为痛头、骨、肉等，为咳，为喘，为满。浮紧为肺有水；紧滑为蛔动，为宿食，为逆吐；紧急为遁尸；紧数为寒热。

洪为胀，为满，为痛，为热，为烦。洪实为癫；洪紧为痈疽，为喘急，亦为胀；洪大为祟；洪浮为阳邪来见。

---

① 为泄痢：原脱，据万历本、尚德堂本、千顷堂本及《三因极一病证方论》卷一补。

② 尿：原作"弱"，据《三因极一病证方论》卷一改。

# 辨八里脉病证

微为虚，为弱，为衄，为呕，为泄，为亡汗，为拘急。微弱为少气，为中寒。

沉为在里，为实，为水，为寒，为喘，为癥，为瘕。沉弱为寒热；沉细为少气，臂不能举；沉滑为风水，为下重；沉紧为上热下冷；沉重而直前绝者，为瘀血；沉重而中散，为寒食成瘕；沉重不至寸，徘徊绝者为遁尸；沉紧为悬饮；沉迟为痼冷；沉重为伤暑发热。

缓为在下，为风，为寒，为弱，为痹，为疼，为不仁，为气不足，为眩晕。缓而滑为热中；缓而迟为虚寒相搏，食冷则咽痛。

涩为少血，为亡汗，热气不足，为逆冷，为下痢，为心痛。涩而紧为痹，为寒湿①。

迟为寒，为痛。迟而涩为癥瘕咽酸②。

伏为霍乱，为疝瘕，为水气，为溏泄，为停痰③，为宿食，为诸气上冲，为恶脓贯肌。

濡为虚，为痹，为自汗，为气弱，为下重。濡而弱为内热外冷自汗，为小便难。

弱为虚，为风热，为自汗。

---

① 湿：万历本、尚德堂本及千顷堂本于其后有"涩细为大寒"五字。

② 酸：万历本、尚德堂本及千顷堂本于其后有"迟滑为胀，迟缓为寒"八字。

③ 痰：原作"食"，据万历本、尚德堂本、千顷堂本及《三因极－病证方论》卷一改。

# 辨九道脉病证

细为气血俱虚，为病在内，为积，为伤湿，为后泄，为寒，为神劳，为忧伤过度，为腹满。细而紧为癥瘕积聚，为刺痛；细而滑为僵仆，为发热，为呕吐。

数为热，为虚，为吐，为痛，为烦渴，为烦满。

动为痛，为惊，为痹①，为泄，为恐。

虚为寒，为虚，为脚弱，为食不消化，为伤暑。

促，《脉经》并无文。

释曰：其促有五：一曰气，二曰血，三曰饮，四曰食，五曰痰。但脏热则脉数，以气血痰饮留滞不行则止促，止促非恶脉也。

结为痰，为饮，为血，为积，为气。

释曰：气寒脉缓则为结，数则为促。虽缓数不同，结亦当如促脉，分则可也。

散，《脉经》无文。

释曰：六腑气绝于内，则手足寒，上气；五脏气绝于内，则下利不禁，甚者不仁，其脉皆散②，散③则不聚，病亦危矣。

革为满，为急，为虚寒相搏，妇人半产漏下。

---

① 痹：《三因极一病证方论》卷一作"挛"。

② 散：原作"数"，据万历本、尚德堂本、千顷堂本及《三因极-病证方论》卷一改。

③ 散：原作"数"，据万历本、尚德堂本、千顷堂本及《三因极-病证方论》卷一改。

释曰：革者革也，固结不移之状。三部应之，皆危脉也。

代者，一脏绝，他脏代至。

释曰：代，真①死脉，不分三部，随应皆是。

如前所说，凡例皆本圣经，学者当熟读，令心开眼明，识取体状，然后交结互究，与夫六经外感，五脏内伤，参以四时旺相，依各部位，推寻所因，必使了然不疑，方为尽善。其如随病分门，诸脉诸证，尤当参对详审。如是精研，方可为医门万分之一，否则倚傍圣教，欺妄取财，为含灵之臣贼，幸祈勉旃②。

诗曰：

浮芤滑实弦紧洪，名为七表属阳宫。

微沉缓涩迟并伏，濡弱为阴八里同。

细数动虚促结散，代革同归九道中。

在经在腑并在脏，识得根源为上工。

## 分关前关后阴阳诗

掌后高骨号为关，傍骨关脉形宛然。

次第推排寸关尺，配合天地人三元。

关前为阳名寸口，尺脉为阴在关后。

阳弦头痛定无疑，阴弦腹痛何方走。

阳数即吐兼头痛，关微即泻肠中吼。

阳实应知面赤风，阴微盗汗劳兼有。

---

① 真：原作"其"，据《三因极一病证方论》卷一改。

② 勉旃（zhān 毡）：努力。多于劝勉时用之。旃，文言助词，之焉的合音字。

阳实大滑应舌强，关数脾热并口臭。
阳微浮弱定心寒，关滑食注脾家咎。
关前关后别阴阳，察得病源为国手。

## 定息数诗

先贤切脉论太素，周行一身五十度。
昼则行阳自阴出，夜则行阴自阳入。
昼夜各行二十五，上合天度为常则。
血荣气卫定息数，一万三千五百息。
此是平人脉行度，太过不及皆非吉。
一息四至平无他，更加一至身安和。
三迟二败冷为甚，七数六极热生多。
八脱九死十归墓，十一十二魂已去。
一息一至元气败，两息一至死非怪。
我今括取作长歌，嘱汝心通并意解。

## 六极脉 又名六绝脉，皆死脉

雀啄连来四五啄，屋漏半日一点落。
弹石来硬寻即散，搭指散满如解索。
鱼翔似有一似无，虾游静中忽一跃。
寄语医家仔细看，六脉见一休下药。

## 辨男女左右手脉法图序

昔炎帝之拯民疾也，参天地，究人事，以立脉法。嗟乎！

脉者先天之神也，故其昼夜出入，莫不与天地等。夫神，寤①则出于心而见于眼，故脉昼行阳二十五度，寐则栖于肾而息于精，而②脉夜行阴亦二十五度。其动静栖息，皆与天地、昼夜、四时相合。且以天道右旋而主乎生化，则男子先生右肾，右属阳，为三魂降，精气赤以镇丹田，故男子命脉在右手尺部；地道左旋主乎成物，则女子先生左肾，左属阴，为七魄降，真气黑以镇子宫，故女子命脉在左手尺部③。

若男子病，右尺部命脉好，病虽危不死；若女子病，左尺部命脉好，病虽危亦不死。天之阳在南而阴在北，故男子寸脉盛而尺脉弱，阳在寸阴在尺也；地之阳在北而阴在南，故女子尺脉盛而寸脉弱，阳在尺阴在寸也。阳强阴弱，天之道也，非反也，反之者病，故男得女脉为不足，女得男脉为太过。左得之病在左，右得之病在右。

男左女右者，地之定位也，非天也。盖人立形于地，故从地化。楚人尚左者，夷道④也，他⑤道也。故男子左脉强而右脉弱，女子则右脉强而左脉弱。天以阴为用，故人之左耳目明于右耳目，地以阳为使，故人之右手足强于左手足，阴阳互用也，非反也。

---

① 寤（wù 悟）：睡醒。

② 而：万历本、尚德堂本、千顷堂本作"故"。

③ 天道右旋……左手尺部：出处不详。《周易乾凿度》有"天道左旋""地道右旋"之论。唐代元稹所著《会真记》卷三《补内》篇曰："男子先生右肾，以外精而内血，阴为裹也；女子先生左肾，以外血而内精，阳为裹也。"

④ 夷道：语出老子《道德经》四十一章。夷道，平坦的大道，引申为按客观规律办事。夷，平坦。

⑤ 他：万历本、尚德堂本及千顷堂本作"地"。

凡男子诊脉必先伸左手，女子诊脉必先伸右手。男子得阳气多，故左脉盛，女子得阴气多，故右脉盛，若反者，病脉也。男子以左尺为精腑，女子以右尺为血海，此天地之神化也，所以别男女、决死生者也。苟不知此，则男女莫辨，而生死瞢然①矣。于是列图于下，以诏②来者。李希范③曰：近年以来，人心巇险④，习俗刁薄，有玉手莹净男子，往往居帏帐之中，面目蒙蔽，伸手求诊，粗工受欺，遂致嗤笑。噫！昔诸葛公尝以巾帼妇人之服遗司马将军，天下耻之，况乎甘心卧帏帐作妇人以自欺耶？斯亦不足称也矣。

## 傍通五脏法

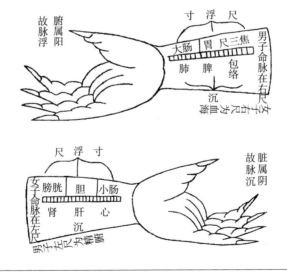

---

① 瞢（méng 蒙）然：糊里糊涂的样子。瞢，目不明。

② 诏（zhào 照）：告诉，告诫。

③ 李希范：名駉，字子野，号晞范子，南宋医家，临川（今江西抚州）人，撰有《难经句解》《脉诀集解》《脉髓》等，今存《难经句解》。

④ 巇（xī 西）险：形容艰险、险恶。巇，险恶，险峻。

| | 肝胆 | 心小肠 | 脾胃 | 肺大肠 | 肾膀胱 |
|---|---|---|---|---|---|
| 脏 | 肝 | 心 | 脾 | 肺 | 肾 |
| 腑 | 胆 | 小肠 | 胃 | 大肠 | 膀胱 |
| 象 | 木 | 火 | 土 | 金 | 水 |
| 王 | 春 | 夏 | 长夏、四季 | 秋 | 冬 |
| 绝 | 秋 | 冬 | 春 | 夏 | 长夏、四季 |
| 色 | 青 | 赤 | 黄 | 白 | 黑 |
| 性① | 暄②/仁 | 暑/礼 | 兼静③/信④ | 凉/义 | 凛⑤/智 |
| 音 | 角 | 徵 | 宫 | 商 | 羽 |
| 味 | 酸 | 苦 | 甘 | 辛 | 咸 |
| 臭 | 膻 | 焦 | 香 | 腥 | 腐 |
| 候 | 眼 | 舌 | 唇 | 鼻 | 耳 |
| 养 | 筋 | 血 | 肉 | 皮毛 | 骨 |
| 液 | 泣 | 汗 | 涎 | 涕 | 唾 |
| 声 | 呼 | 笑 | 歌 | 哭 | 呻 |
| 气 | 嘘 | 呼 | 呵 | 咽 | 吹欠 |
| 不足 | 悲 | 忧 | 利，少气 | 息 | 厥 |
| 有余 | 怒 | 笑不止 | 胀溢 | 喘嗽 | 肠泄 |
| 平脉 | 弦 | 洪 | 缓 | 浮短 | 沉 |
| 贼脉 | 涩 | 沉 | 弦 | 洪 | 缓 |
| 死 | 庚辛日 | 壬癸日 | 甲乙日 | 丙丁日 | 戊己日 |

① 性：此条兼有各季气候之性和人伦之性。

② 暄（xuān 宣）：温暖。

③ 兼静：体静而兼寒热温凉之气，统生长收藏之化。又《素问·五运行大论》作"静兼"。

④ 信：原作"言"，据千顷堂本改。

⑤ 凛：原作"禀"，据万历本、尚德堂本及千顷堂本改。

## 心经脉图[①]

心属火，故脉洪。

本宫脉洪。

脉微：主心嘈，料生风，用泻心补胃[②]；与肝同微，左手不举。

脉弦：数主心经热，头痛，夜狂言，舌强；与肾同弦，小肠气痛；紧数主中风之证。

脉实：主烦闷，气急；有止代，壬癸日死矣。

脉滑：主呕吐；沉缓主胸膈，怒气，痛，可利大便。

## 肝经脉图

肝属木，故脉弦。

本宫脉弦。

主血气败，眼下泪，内障，刺酸；微甚弦，风心同故；加脉沉洪，主痢；与肾同微[③]，手足厥冷。

脉洪：浮数，眼上生翳；沉数，眼赤痛，亦主瘫疬风病。

脉缓：饮食拒，刺酸，腹痛[④]。

脉实：主刺酸；数主翻胃，潮热，眼赤，盗汗；止

---

① 图：原文采用图表方式排版，故名为"图"。下同。

② 胃：万历本、尚德堂本及千顷堂本作"肾"。

③ 败……与肾同微：原脱，据万历本、尚德堂本及千顷堂本补。加，千顷堂本作"如"。

④ 拒刺酸腹痛：原脱，据万历本、尚德堂本及千顷堂本补。

代，庚申辛酉日时死。

## 脾经过宫脉图

脾属土，故脉缓，一作濡。

本宫脉缓。

脉洪：女人得，平和，主有孕；又主倦怠，潮热，脾困①。

脉实：实数主胃热，口臭，脾困拒心，刺酸翻胃，潮寒及潮热。

脉弦：主脾寒，好睡②；浮，腹胀；沉，有积，腹痛；止代死，在甲寅乙卯日时死。

脉微：胃气不生，饮食不思，气胀不消。

## 肺经过宫脉图

肺属金，故脉涩。

本宫脉涩。

脉弦③：浮数主头痛，气喘急。

脉缓：主虚邪，鼻塞；浮迟，吐；沉迟，主怒气，痛。

脉洪：主劳倦，潮热；大数④，中风，鼻燥⑤；浮洪

---

① 女人得……脾困：原脱，据万历本、尚德堂本及千顷堂本补。
② 睡：原脱，据万历本、尚德堂本及千顷堂本补。
③ 弦：原脱，据万历本、尚德堂本及千顷堂本补。
④ 大数：原脱，据万历本、尚德堂本及千顷堂本补。
⑤ 燥：万历本、尚德堂本及千顷堂本作"塞"。

沉滑，主吐泻①；止代，丙丁日时死。

脉实：主潮热潮寒，冷嗽痰涎，劳倦，胸膈痛；浮数，秘结；浮迟，泻实下痢；与肝同肾数，或有肠痈。

## 肾经过宫脉图

肾属水，故脉实。

本宫脉实。

脉缓：主腹痛，血浊；沉缓，吐，头痛②；止代，戊巳日时死。

脉洪：洪主和，男孕；数而洪，赤白浊，耳鸣，血脉不调；沉洪，腰痛；浮洪，吐血，虚。

脉微：主血脉不调，血带，阴汗、湿，遗精不③禁，气不升降，脚冷痛，小便多；与脾同微，败血不止④。

脉弦：主小便赤，小腹痛，头疼；浮数，腹胀；数，患热淋；与肝同弦，劳浊带下；弦长，为梦泄。

## 包络过宫脉图

包络属相火，故脉实。

本宫脉实。

脉弦：赤浊带下；弦且数，赤淋，小便不通。

脉缓：浮缓，小便多，数主渴；沉缓，腰痛，带下，

① 浮洪沉滑主吐泻：原脱，据万历本、尚德堂本及千顷堂本补。
② 沉缓吐头痛：原脱，据万历本、尚德堂本及千顷堂本补。
③ 血带……不：原脱，据万历本、尚德堂本及千顷堂本补。
④ 微……止：原脱，据万历本、尚德堂本及千顷堂本补。

数主渴。

脉洪：数主渴，虚汗。

脉微：小便多，冷气，生①痛。

脉虚：转筋②，白浊下。

## 论五脏沉迟数应病诗

### 左手心部

浮数沉迟热瞢腾③，浮迟腹冷胃虚真。

沉数狂言并舌强，沉迟气短力难成。主气不相接续。

### 肝　部

浮数患风筋即抽，浮迟冷眼泪难收。

沉数疾生常怒气，沉迟不睡损双眸。

### 肾　部

浮数劳热小便赤，浮迟听重浊来侵。

沉数腰疼生赤浊，沉迟白浊耳虚鸣。

### 右手肺部

浮数中风兼热秘，浮迟冷气泻难禁。

沉数风痰并气喘，沉迟气弱冷涎停。

### 脾　部

浮数龈宣并盗汗，浮迟胃冷气虚膨。

① 生：千顷堂本作"主"。

② 转筋：俗名"抽筋"，指肌肉痉挛。

③ 瞢腾：形容神志不清。

沉数热多并口臭，沉迟腹满胀坚生。

## 包络部

浮数精泄三焦热，浮迟冷气浊难任。
沉数渴来小便数，沉迟虚冷小便频。

# 诊脉截法断病歌

## 左右手脉<sub>诗十二首</sub>

心脉迢迢恰似弦，头痛心热数狂癫。
男子腾空女惊跌，肾弦气痛小肠连。
心脉频频未①得实，其人烦闷气喘疾。
若还止绝更加临，壬癸死之是端的。
心脉微微嘈似饥，泻心补肾却相宜。
若共肝微能左瘫，医人调理不须疑。
心脉迟迟主呕吐，沉加怒气痛牵连。
斯人偃息②虽无事，医者能调便与宣。
肝实眼翳能生疖，腹痛尤加脚手酸。
更被醯③酸来刺也，调和补药便能安。
肝微内障甚筋挛，失血吞酸头更旋。
洪在大肠能酒利④，肾微脚冷定相连。
肝经带缓气须疼，食拒心头主刺酸。

---

① 未：万历本、尚德堂本及千顷堂本作"来"。
② 偃（yǎn 掩）息：休养，歇息。偃，停止。
③ 醯（xī 西）：醋。
④ 酒利：病名。亦作"酒痢"，即酒毒蓄积肠胃所致的痢疾。

止代庚申辛酉死，医人调理定难安。

肝脉浮洪偏眼赤，刺酸盗汗定相随。

数脉忽然潮热至，断然翻胃更无疑。

肾微经脉不调匀，脚疼卫气不能升。

带下肝阴精不禁，肝微血败小便频。

肾缓腰疼尤腹痛，小便白浊色如霜。

止代若迟时戊己，其人必定命倾亡。

肾洪白浊耳蝉鸣，脚热尤加血不匀。

虚热瘯①生虚又尰②，沉腰浮主血虚人。

肾脉琴弦赤小便，头旋腹痛数兼淋。

血气又来浮腹胀，肝微白浊带相并。

## 右 手

肺缓虚邪鼻塞时，失声飒飒好猜疑。

缓脉浮迟能吐泻，沉迟怒气痛难支。

肺洪劳倦兼痰热，潮热尤兼吐泻来。

大数中风兼鼻塞，丙丁止代已焉哉。

肺脉弦来元主嗽，平时气急喘呼呼。

头痛更加身发热，十分重病也能苏。

肺实冷嗽胸中痛，倦劳寒热不曾停。

浮数大肠能秘结，浮迟冷痢更来侵。

脾脉浮洪水积储，睡魔甜鬼每相如。

倦怠更加潮热至，其人脾困药能除。

---

① 瘯（cù 促）：痧子。

② 尰（zhǒng 肿）：足肿病。

脾脉迟弦主发寒，朝朝贪睡不曾停。

浮在脉中应腹胀，沉弦有积腹中疼。

脾实口臭胃经热，脾困寒热又相侵。

胃翻酸水频频吐，才吃些儿便逼心。

脾脉微微胃不生，终朝饮食拒人心。

微涩脉来因腹胀，甲寅止代定归真。

命门弦主渴来侵，浊带加之更患淋。

实脉转筋兼带浊，脉洪虚汗渴将临。

命门微细小便频，缓脉膀胱冷气侵。

沉缓腰疼浮缓渴，更兼迟缓小便生。

## 诊暴病歌

两动一止或三四，三动一止六七死。

四动一止即八朝，以此推排但依次。

池氏[①]曰：暴病者，喜怒惊恐，其气暴逆，致风寒暑湿所侵，病生卒暴，损动胃气而绝，即死不过日也。脉两动而一止，乃胃气相绝，犹三四日方死。三动一止，而胃气将尽，犹将六七日谷气绝尽方死。后仿此，至若十五动而一止，乃死期在于一年也。

---

① 池氏：其人不详。李时珍在《濒湖脉学·考证诸书》之《诸家注解高阳生脉诀》后，著录有"池氏"之名。戴启宗《脉诀刊误》中亦有多处引用池氏论述。

# 跋①

　　初予患四方俗医专信《脉诀》，而不考《素》《难》《脉经》。石峋山人②惠以戴氏③《刊误集解》④，井庵老叔⑤亦出示《丹溪指掌病式图说》，曰是足以厘正矣，马参戎⑥因请刻之郧阳以传。迨予奉命督工再至安陆，则闻郧板已不存，而原刻序置字画尚多舛讹，问语都阃⑦袁君继勋，慨然请重梓之。近与彭泽陶野论脉及此，野谓宜与崔公《脉诀》、滑氏《诊家枢要》并行，而《素问抄》《十四经发挥》精于脉者，亦不可以不考也。或谓求脉之明，为脉之晦岂足与论脉哉！

　　　　　　　　　　　嘉靖己丑正月谷日⑧元朴章拯⑨跋

---

　①　跋：原本无"跋"字，此次整理补。
　②　石峋山人：其人不详。
　③　戴氏：即戴启宗，元代医家。
　④　《刊误集解》：即《脉诀刊误》，又名《脉诀刊误集解》。
　⑤　井庵老叔：即林诚，字贵实，号井庵，明代监察御史。
　⑥　参戎：明代武官参将。
　⑦　都阃：指统兵在外的将帅。
　⑧　谷日：即正月初八。
　⑨　章拯：字以道，号朴庵，更号元朴，兰溪溪渡漖村人。受业于其叔章懋。曾任都察院右副御史，负责黄河治理与皇陵督建工作。

# 校注后记

　　《脉诀指掌病式图说》是一部脉学专著，共一卷。简称《脉诀指掌图说》或《脉诀指掌》，一名《丹溪重修脉诀》。约成书于1248年。本书以三部九候、五运六气、十二经脉等为理论依据，论述脉证诊法，辨析男女各种病脉之异同，并附有数十幅手图和一些图表说明，简明直观，流传较广。书中保存了部分金元已佚脉书的内容，在沿袭《内经》《难经》等经典医籍脉学理论的基础上，提倡以人迎、气口来辨内损外伤，反映出作者以胃气为本的学术思想，具有一定的文献学价值和学术研究意义。

## 一、《脉诀指掌病式图说》版本调研情况

　　根据《中国中医古籍总目》的记载，本书版本有明万历二十九年（1601）新安吴勉学校刻本、明刻本、明抄本、清二西堂刻本、清宏德堂刻本文奎堂藏板、清刻本、清抄本和1934年上海千顷堂书局石印本等多种版本。此外，本书见于吴中珩所辑《丹溪心法附余》和《古今医统正脉全书》《丹溪全书十种》等丛书中。《中国医籍通考》中另载有清光绪二十六年（1900）王先谦校刊本，经查即为《丹溪全书十种》之版本。本书版本较多，也说明其流传较为广泛。

　　调研中发现，明抄本为明嘉靖八年（1529）所抄录，早于万历本；上海图书馆所藏明刻本及天津医学高等专科

学校图书馆所藏清二酉堂刻本均为残本，浙江省中医药研究院所藏清宏德堂刻本文奎堂藏板则未查见。现将其中几种版本调研情况分述如下：

（一）明抄本

国家图书馆所藏明抄本由明代章拯抄自林诚所藏，正文题为"重修脉诀指掌病式图说"，书后跋中言"原刻序置字画尚多舛讹"，故在此抄本上用朱笔校正后准备重新刊刻出版。该本时间最早，保存较完好，书写清晰，此次校注即以该本为底本。

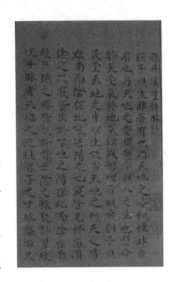

该本序言及正文第一页均有"姜健"钤印，封二另有墨笔所书如下：

姜健，字体乾，继祖父（姜礼）医学而术益精。晚年好《易》，于五运六气、阴阳变化阐发甚精，故能投剂如神，决生死不爽，里中业医者多得其指授。从子大镛，字鸿儒，监生，亦善医，工诗著，有《鸣秋集》《调鹤山庄医案》。

右录先绪《江阴县志》

由此可见，该本当由姜健及其后人所藏。姜健为清代医家，江苏江阴县人，曾著有《医案》，今仅存七例，见于《龙砂八家医案》。

（二）万历本

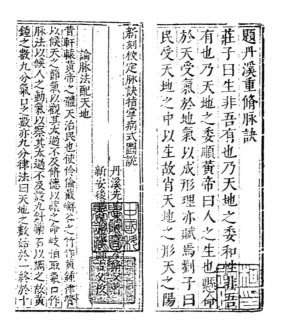

为明万历二十九年（1601）新安吴勉学校刻本，为流传较多较早的版本。丛书《古今医统正脉全书》和《丹溪心法附余》中著录的最早版本均为明万历二十九年（1601）新安吴勉学校步月楼刻本映旭斋藏板，经查即为万历本。该本为明代刻本，正文题为"新刻校定脉诀指掌病式图说"，时间较早，保存完好，校刻精细，故选为本次文献研究的主校本（上图右为序言，左为正文第1页）。

（三）明刻本

下图为上海图书馆所藏明刻本，惜为残卷，仅存原书约三分之二的内容。

此本封面上书"重修脉诀指掌病式图说"，落款"拙工藏本"。从版式来看，行款与明抄本颇为相似，序言部

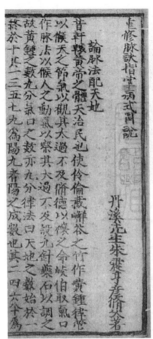

分均为每半页 9 行 17 字，只是明抄本无界栏，而此本有界栏；正文部分均为每半页 12 行 24 字，均无界栏，字体略显扁方，不如万历本大方、齐整。经与明抄本对照后发现内容无大差别，且明抄本中修正的内容在该本中已改正，故推测此本很可能即为明抄本之后的刊印刻本。书后另附有一些其他脉书的内容，但无书名及作者名，难以考证。

国家图书馆亦藏有一明刻本，经对比发现，即为万历本。

（四）清初尚德堂刻本

南京中医药大学图书馆所藏《丹溪心法附余》为清初尚德堂刻本。该本沿袭了明代刻本的风格，初看

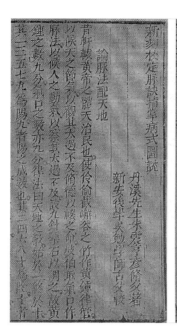

与万历本版式、字体十分相像，不仔细辨别极易将两者误为同一版本。实际上此本与万历本并不相同。其字体整体看上去更显硬朗一些，细看如序言第1行第2字"丹"、第7字"诀"，第2行第2字"子"、第7字"有"、第9字"乃"，第3行第17字"命"等与万历本均不同。鱼尾和边框也不完全相同。

（五）上海中医药大学图书馆所藏明刻本

上海中医药大学图书馆藏有《（新刊校定）脉诀指掌病式图说》，馆藏目录记录版本为明代吴勉学校刊本，但在《中国中医古籍总目》中未曾查寻到该馆藏有本书的明刻本。经对比后发现，该本与清尚德堂本无论版式、字体均一致，且下书口均有一"尚"字，说明两本当为同一版本。但两本的边框缺口及字迹深浅不尽相同，由此推测上海中

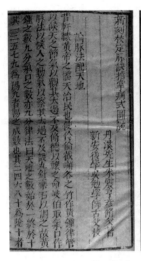

医药大学图书馆所藏明代吴勉学校刊本实为清尚德堂本，但与南京中医药大学图书馆所藏版本应不是同一印次。

（六）清二酉堂刻本

天津医学高等专科学校图书馆所藏清二酉堂刻本为残本，从本书"总论脉式"一半处开始，前面则全部佚失。书后附有《金匮钩玄》，直接从"丹溪先生金匮钩玄目录"始，亦无书名页。因《丹溪心法附余》中附有《金匮钩玄》，故疑该本即为《丹溪心法附余》之二酉堂刻本。又查镇江图书馆所藏《丹溪心法附余》二酉堂刻本，发现两本无论大小、

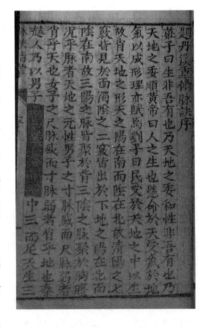

版式、字体等均不相同，可以确认两本并不是同一本。其中镇江图书馆藏本序言与明抄本、万历本和尚德堂本略有不同，题为“题丹溪重修脉诀序”，落款为“时成化戊申年仲春月　门生龙丘叶英拜”，该页左下角有“宏德堂开雕”五字，其余则没有太大差别。此外，书中有数十处文字被黑墨涂盖，不知是否原版有缺失或不清之故。

（七）千顷堂书局石印本

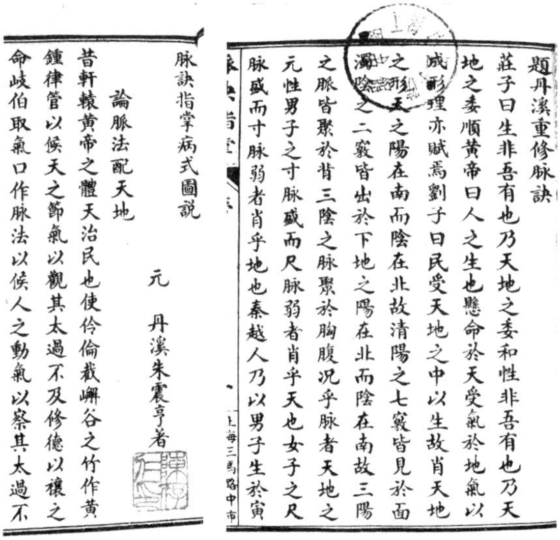
題丹溪重修脉訣
莊子曰生非吾有也乃天地之委和性非吾有也乃天地之委順黄帝曰人之生也懸命於天受氣於地氣以成形理亦賦焉劉子曰民受天地之中以生故肖天地之形天之陽在南而陰在北故清陽之七竅皆見於面濁陰之二竅皆出於下地之陽在北而陰在南故三陽之脉皆聚於背三陰之脉聚於胸腹况乎脉者天地之元性男子之寸脉盛而尺脉弱者肖乎天也女子之尺脉盛而寸脉弱者肖乎地也秦越人乃以男子生於寅

脉訣指掌病式圖説
論脉法配天地
元　丹溪朱震亨著
昔軒轅黄帝之體天治民也使伶倫截嶰谷之竹作黄鍾律管以候天之節氣以觀其太過不及修德以禳之命岐伯取氣口作脉法以候人之動氣以察其太過不

上图为上海中医药大学图书馆所藏 1934 年上海千顷堂书局石印本。封面与正文第一页上均钤有“陈存仁印”，说明此书原为民国上海名医陈存仁先生所藏。此版本序言及正文均为每半页 9 行 21 字，虽亦无界栏，但行距宽疏，印刷精整，字体清秀易于辨认，内容完整清晰。

此外，清代刘吉人曾选录《脉诀指掌病式图说》中部分论述予以校正，删去所有指掌图，并补充了一部分内容，名为《丹溪脉诀指掌》，后编入《三三医书》中。有学者认为"书中夹有一些糟粕，从而使脉义晦涩不清"。此书实际上与原书已非一书。但因书名与原书简称《脉诀指掌》、别名《丹溪重修脉诀》均十分相近，加之内容脱胎于《脉诀指掌病式图说》，极易使人混淆。《金元四大家医学全书》中收录了本书，并以此作为《脉诀指掌病式图说》的底本，很是不妥。

综上，《脉诀指掌病式图说》版本虽众，但版本系统、源流单一，均以明抄本为源头。除明抄本各有序言和跋文一篇外，其余各本均仅有一篇序言，无目录。据此，本次整理研究以最早的明抄本为底本，以内容完整且版式清晰的万历本、尚德堂和千顷堂本同为校本。

## 二、作者考证

### （一）《脉诀指掌病式图说》的作者争议

关于《脉诀指掌病式图说》的作者，一直存在争议。主要有三种观点：第一种观点认为本书为朱震亨所作；第二种观点认为本书为李杲所作；第三种观点认为本书为朱震亨门人叶英假借其名所伪作。

第一种观点流传较广。其原因可能在于，本书现存所有版本中，由其门人叶英所写的序言为"题丹溪重修脉诀"，且正文前均题写为"丹溪先生朱震亨彦修父著"，或为"元丹溪朱震亨著"等，故《中国中医古籍总目》《中国医籍通考》《中华医学大辞典》著录为"原题朱震亨撰"或"元朱震亨撰"。

第二种观点主要来源于明代王肯堂所辑《古今医统正

脉全书》。尽管收录的《脉诀指掌病式图说》书中也题为朱震亨著，但目录中则明确著录此书为金代李杲所撰。这一观点被丹波元胤所接受和认同，他在《中国医籍考》中不仅按此著录，并加按语说明理由。现代有学者刘时觉先生认为此书出自东垣颇有道理，高文铸先生在其主编的《医经病源诊法名著集成》一书中，也指出《脉诀指掌病式图说》原题朱震亨，实为李杲所撰。

第三种观点来源于《慈云楼藏书志》。由于"倪氏、钱氏《补元志》俱不载，前有其门人龙邱叶英序"，因此怀疑此书"即叶氏搜采群言而为之也"。但这种观点未被学界认同，仅为一家之言。

（二）《脉诀指掌病式图说》的作者考证

王肯堂在其所辑《古今医统正脉全书》中，不按《脉诀指掌病式图说》书中所写作者名字著录，而特意将其改为李杲，虽然没有具体说明，但以常理来推，也应该不是空穴来风。

丹波元胤在《中国医籍考》中认同了这一修改，并加按说明观点和理由如下："其《六气全图说》，称予目击壬辰首乱已来，民中燥热者，多发热痰结咳嗽……予于《内外伤辨》，言之备矣。余因疑此书似非朱震亨所著。辄阅李明之《内外伤辨·序》，称其书已成……束之高阁，十六年矣。……更就成之，时丁未岁也。考丁未，即元定宗三年（1248）。以长历溯之，十六年当金哀宗天兴元年（1232），岁次壬辰，则其所言，与书中壬辰首乱以来之语相符。又《内外伤辨》曰，壬辰改元，京师戒严，迨三月下旬，受敌者凡半月，解围之后，都人之不受病者，万无一二，既病而死者，继踵而不绝云云。则其言凿凿可证，乃知此书实出于明之之手。"查史可知，1232 年 3 月蒙古军进围汴京，守军奋力抵抗，4 月蒙金之间暂时和议，5 月汴京大疫，凡五十日，从各城门运出的死者有九十余万人，贫不能葬者尚未包括在内，7 月蒙古军开始新一轮的围攻，12 月金哀宗弃城出逃，正与两书中记载相符。丹波氏以多重证据法考据成书年代和作者，将本书文字校核于《内外伤辨》，再与金初史实印证，层层凿实，无懈可击，故结论可信，成为李杲撰著的一个确证。

现代学者刘时觉在其《丹溪著述辨伪》一文中，不仅认同上述观点，同时另例举数证说明本书作者实为李杲。如刘氏认为该书简介左右手六经脉之后，便从人迎、气口辨"五脏内伤七情"和"六淫外伤六经受病"，并以为辨脉形名状的纲领，从内外伤的鉴别辨证着眼，这是东垣的特色。此外书中有数处与丹溪之说矛盾，如以左、右手关前一分为人迎、气口，同《格致余论·人迎气口论》以左、右手分人迎、气口不同；涩脉只言"与人迎相应则风湿寒痹，与气口相应则精汗血枯"，相兼脉也只强调虚寒，与《涩脉论》"亦有痼热为病"，"气腾血沸，清化为浊，老痰宿饮，胶固杂糅，脉道阻涩，不能自行，亦见涩状"的说法不一致等。以上证据虽有推断的成分，但一般医家学术思想体系当是前后承续的，从此也可断定作者为李杲更为可信。

（三）作者生平

作者李杲，生于公元1180年，卒于公元1251年。字明之，晚号东垣老人，河北真定县（今河北正定县）人，金元四大家之一，"补土派"代表人物。李杲出身富豪之家，自幼敏达，少通《春秋》《论语》《孟子》，博闻强记，尝援例任济源监税官。早年因母亲王氏患病，为庸医杂治而死，遂立志学医。后听说易州张元素以医知名于燕赵间，于是捐千金拜张氏为师，历经数年尽得其传，以治伤寒、痈疽、眼目病为所长，时称为神医。李杲回乡后并未做专职医生，大家也不敢称之为医生。士大夫虽知其深通医理，但碍于其家境富庶且性情清高，故没有危重之疾不敢轻易求诊。然而凡经李杲诊治的病人，无论疑难杂证、新疾久病，多获奇效。李杲殚心研究《内经》《伤寒》诸医典，不墨守古训。他十分注重"人以胃气为本"，首倡"内伤脾胃，百病由生"之论，在治疗上着重调理脾胃，补中益气，以滋化源，并著《脾胃论》阐发其说，自成"补土"一派。他不仅重视脏腑辨证，而且精于遣药制方，所创"补中益气汤"至今为医者所遵用，对后世影响甚大。其论伤寒，有"三禁"说（经禁、时禁、病禁），尤其推崇张仲景、朱肱、张元素。撰有《脾胃论》三卷、《内外伤辨惑论》三卷、《兰室秘藏》三卷、《用药法象》一卷、《东垣试效方》九卷、《脉诀指掌病式图说》一卷、《伤寒会要》等书。题为李杲撰者有《活法机要》一卷、《医学发明》一卷、《珍珠囊指掌补遗药性赋》四卷、《万愈方》一卷等。弟子罗天益得其传，亦为名医。

### 三、《脉诀指掌病式图说》著作内容与学术影响

（一）著作简介

《脉诀指掌病式图说》为金代脉学专著。全书以三部九候、五运六气、十二经脉等为理论依据，分 30 余论阐述脉证诊法，辨析男女各种病脉之异同等，并附以大量图表说明。其中前部分用大篇幅着重论述了较多运气学说的内容，强调"脉虽识体状，又须推寻六气交变、南政北政、司天在泉"。后部分内容，则大量引用陈无择《三因极一病证方论》中的脉论，主张左为人迎，右为气口，以其应与不应来判断内外因；并论脉 26 种，依次以浮、沉、迟、数、虚、实、缓、紧、洪、细、滑、涩、弦、弱、结、促、芤、微、动、伏、长、短、濡、革、散、代为序。最后附有一些诊脉的歌诀等，如"分关前关后阴阳诗""诊脉截法断病歌""诊暴病歌"等。此外，书中批判了高阳生的《脉诀》，但仍袭取了《脉诀》的七表八里九道类脉法，并分三论进行了阐述。

（二）学术特点与思想

全书最大的特点是附有大量图表说明脉象及其主病等，解说脉诀。其中所附指掌图共有 46 幅，这为读者理解枯燥难懂的脉学理论提供了方便。从其内容而言，涉及面虽广，但前后论述相对独立，总体显得较零乱。高文铸先生曾评论本书"图过于简单，往往有图不达意之憾"。但书中毕竟保存了部分金元时代已佚脉书的内容，在沿袭《内经》《难经》等经典医籍脉学理论的基础上，提倡以人迎气口来辨内损外伤，反映了作者以胃气为本的学术思

想，是金元时期脉学专著的代表，因此有一定的文献学价值和学术研究意义。

1. 发挥《内经》脉学思想

《素问·脉要精微论》曰："尺内两傍，则季胁也，尺外以候肾，尺里以候腹中。附上，左外以候肝，内以候膈；右外以候胃，内以候脾。上附上，右外以候肺，内以候胸中，左外以候心，内以候膻中。"李氏以《难经》独取寸口、脉分寸关尺三部的理论为基础，再结合《内经》中脉学思想，提出："左寸外以候心，内以候膻中。右寸外以候肺，内以候胸中。左关外以候肝，内以候膈中。右关内以候脾，外以候胃脘。左尺外以候肾，内以候腹中。右尺外以候心主，内以候腰。"并对此进行了说明，指出"五脏六腑，十二经络，候之无逾三部"，强调了三部候脉的重要性。同时，认为"前布六经，乃候淫邪入自经络而及于脏腑。后说五脏，乃候七情内郁，自脏腑出而应于经"，"外因虽自经络而入，必及于脏腑，须识五脏六腑所在。内因郁满于中，亦必外应于经，亦须循经说证，不可偏局执见"，强调了三部候脉之内外之辨。这是对《内经》有关脉诊学术思想的进一步发挥。

2. 释义《难经》脉学理论

《难经·三难》曰："脉有太过，有不及，有阴阳相乘，有覆有溢，有关有格，何谓也？然：关之前者，阳之动也，脉当见九分而浮，过者法曰太过，减者法曰不及，遂上鱼为溢，为外关内格，此阴乘之脉也。关之后者，阴之动也，脉当见一寸而沉，过者法曰太过，减者法曰不及，遂入尺为覆，为内关外格，此阳乘之脉也。故曰覆溢，是其真脏之脉，人不病而死也。"李氏在书中"阴阳相乘覆溢关格图说"篇中对这段脉学理论进行了详尽的阐释。指出"阴气太盛，则阳气不得相营也。以阳气不得营于阴，阴遂上出而溢于阳之分，为外关内格也。外关内格，谓外闭而不下，阴从内出而格拒其阳，此阴乘阳位之脉也。……阳气太盛，则阴气不得相营也。以阴气不得营于阳，阳遂下陷而覆于尺之分，为内关外格。内关外格，谓阴内闭而不上，阳从外入以格拒其阴，此阳乘阴位之脉也。……覆者如物之覆，由上而倾于下也；溢者如水之溢，由下而逆于上也。是其真脏之脉，人不病而死也。"这是对《难经》中关格脉的具体解释，说明本书脉学理论与《难经》一脉相承。

3. 以人迎气口，辨内损外伤

书中从人迎、气口辨"六淫外伤六经受病"和"五脏内伤七情"，并以此为辨脉形名状的纲领，这体现了李东垣从内外伤鉴别辨证的学术思想。

李氏指出："左关前一分为人迎，以候六淫外伤，为外所因"，"以候天之寒暑燥湿风热中伤于人，其邪自经络而入，以迎纳之，故曰人迎"。他认为人迎脉若浮盛则伤风，若紧盛则伤寒，若虚弱则伤暑，若沉细则伤湿，若虚数则伤热。这些都是外感天之六气风、寒、暑、湿、燥、热邪所致，治疗上应当以表散、渗泄为主。

李氏说："右关前一分为气口，以候七情内郁，为内所因"。他认为喜、怒、忧、思、悲、恐、惊为内伤之邪，其喜则脉散，怒则脉激，忧则脉涩，思者脉结，悲则脉紧，恐则脉沉，惊则脉动。脉诊时看与何部相应，就可知道何脏何经受病，治法"当温顺以消平之"。同时他以《内经》"五脏皆禀气于胃"为理论依据，指出："右手关前一分为气口者，以候人之脏气郁发，与胃气兼并，过与不及，乘克传变，必见于脉者，以食气入胃，淫精于脉，脉皆自胃气出，故候于气口"，"胃者五脏之本，脏气不能自致于手太阴，必因胃气而至"，提出胃气在脉诊中的重要意义。这也体现了李氏以胃气为本的学术思想。

李氏在书中强调，"此人迎、气口所以为内伤、外感之辨"，要求学医之人必须要深察而明究。

（三）学术传承与影响

本书中诸多理论和思想都源自于《内经》《难经》等经典著作，这与李氏精研经典不无关系。而书中"三部九候图说""学诊例""总论脉式""右五脏所属寸尺部位"等各篇内容则多是引用自陈无择《三因极一病证方论》，不同的是多附以图表进行了说明，并加有一些自己的阐释和观点。如在"辨五脏过不及之为病"中，详述五情与五脏之间的生克乘侮关系，以及脉象的表现与相应的变化，并分别附指掌图进行说明；又如在"辨八里脉病证"篇的涩脉中添加了"涩细为大寒"，迟脉中添加了"迟滑为胀""迟缓为寒"等内容。应当说，本书汲取了前代医籍的精华，并加以发挥，特别是采用指掌图的方式对深奥难明的脉学理论进行阐述，为脉学的推广和学习提供了便利。

此外，李氏对高阳生的《脉诀》提出了批判，指出

"世之俗医,诵高阳生之妄作,欲以治病求十全之效,其不杀人,几希矣。"但在《脉诀指掌病式图说》中仍引《三因极一病证方论》内容,沿用了高阳生首创的七表八里九道类脉法,分"辨七表脉病证""辨八里脉病证""辨九道脉病证"进行了阐述;另外,书中"分关前关后阴阳诗"也与高阳生《脉诀》中的内容相差无几,表明《脉诀》一书也并非全无可取之处。这提示在古籍整理研究过程中,即便是对于历代医家贬多褒少的医籍,还是应采取"取其精华,去其糟粕"的态度来辩证看待。

当然,本书众多的版本也说明其在后世脉学著作的流传中占有重要地位。后世部分医籍著作也引用了本书中的一些脉学理论和思想,如明代龚信《古今医鉴》、李中梓《医宗必读》、民国无名氏所著《脉学大要》中的《分人迎气口脉诀》等,均引自本书中的"论分按人迎气口左右图说",说明本书对后世脉学的发展具有一定的推动和影响。

**四、本次校注成果**

本次校注整理是对《脉诀指掌病式图说》进行的首次系统整理和研究。全书共出校注若干条,采用校勘和注释相互叠合的方式,先校后注,附于页尾。在校勘过程中,综合运用对校、本校、他校和理校四法,纠正了原书中的一些错误,也发现了一些问题存疑,兹取数例,简述如下。

①根据对校发现错误并修改出校。如"左手足六经之图"中"手厥阴心主包络在右尺中"之"右尺"原作"尺右",根据万历本、尚德堂本及千顷堂本修改出校。

②根据他校发现问题进行修改并出校。如"手式寸尺

内外图说"中原图文字作"外以候脾，内以候胃脘"，对校本亦同，然根据《素问·脉要精微论》的论述发现该处错误，遂改为"内以候脾，外以候胃脘"。

③对校、他校发现不同，或文义有疑义，但难以遽定是非者，保留原文，出校说明。如"辨六淫外伤六经受病脉图说"中"足太阴伤湿，……其证身热脚弱，关节头痛，冷痹胀满"，其中"热"字在《三因极一病证方论》卷一"六经中伤病脉"中作"重"，从临床角度而言，"重"比"热"义胜，但仍难确定其是非。又如"辨男女左右手脉法图序"中"天道右旋而主乎生化，则男子先生右肾，右属阳，为三魂降，精气赤以镇丹田，故男子命脉在右手尺部；地道左旋主乎成物，则女子先生左肾，左属阴，为七魄降，真气黑以镇子宫，故女子命脉在左手尺部"，古有"天道左旋""地道右旋"之论，未查证到有"天道右旋""地道左旋"之说。唐代元稹所著《会真记》卷三"补内"篇曰："男子先生右肾，以外精而内血，阴为裹也；女子先生左肾，以外血而内精，阳为裹也。"《修真十书·杂著捷径》中亦云："若父精先进，母血后行，则血包精为男，乃先生其右肾，故属阳，应日主三魂降精气赤而镇丹田，故命脉在右手之尺部也。若母血先进，父精后来，则精裹血为女，即先生其左肾，故属阴，应月主七魄降真气黑而镇子宫，故命脉在左手之尺部也。"然而这两本书中均未提及"天道右旋""地道左旋"。因此怀疑这是本书作者自己的学术观点，或者有误，然亦难定是非，故保留原文出注说明。

# 总 书 目

I

# 本　草

秘珍济阴

黄氏女科

女科万金方

彤园妇人科

女科百效全书

叶氏女科证治

妇科秘兰全书

宋氏女科撮要

茅氏女科秘方

节斋公胎产医案

秘传内府经验女科

## 儿　科

婴儿论

幼科折衷

幼科指归

全幼心鉴

保婴全方

保婴撮要

活幼口议

活幼心书

小儿病源方论

幼科医学指南

痘疹活幼心法

新刻幼科百效全书

补要袖珍小儿方论

儿科推拿摘要辨症指南

## 外　科

大河外科

外科真诠

枕藏外科

外科明隐集

外科集验方

外证医案汇编

外科百效全书

外科活人定本

外科秘授著要

疮疡经验全书

外科心法真验指掌

片石居疡科治法辑要

## 伤　科

正骨范

接骨全书

跌打大全

全身骨图考正

伤科方书六种

## 眼　科

目经大成

目科捷径

眼科启明

眼科要旨

眼科阐微

眼科集成

眼科纂要

银海指南

明目神验方

银海精微补